Dorothea Steigerwald

Ihr Leben und Werk

Alfred Salomon

Brendow Verlag

Widmung

Frau Helene Wiefelspütz
als Wegbereiterin meines
Auftrages „Mission in Ton"
in Dankbarkeit gewidmet.

Dorothea Steigerwald

CIP-Titelaufnahme der Deutschen Bibliothek

Salomon, Alfred:
Dorothea Steigerwald: ihr Leben u. Werk/Alfred Salomon. —
Moers: Brendow, 1988
(Edition C : P, Präsent; 68)
ISBN 3-87067-328-1
NE: Steigerwald, Dorothea [Jll.]; Edition C/P

ISBN 3-87067-328-1
Edition C — Präsent P 68

Umschlaggestaltung: Gerd Pels, Brendow Design
Innengestaltung: Uwe Küstner, Bergisch Gladbach
Printed in Germany
Brendow Druck, Moers

Vorwort

BLEIB doch mal stehen – lieber Zeitgenosse. Du sollst etwas sehen. Nicht nur oberflächlich, sondern mit dem Herzen.

Schwester Dorotheas Plastiken wollen mit dem Herzen geschaut werden. Kennzeichnend für ihre gesamte Arbeit ist, daß sie ihre Aussagen an Kindern verdeutlicht. In der Verkündigung Jesu gibt es auch diese Linie. Jesu Liebe zu Kindern läßt ihn Kinder oft als Beispiel nehmen, um Inhalte des Evangeliums zu vermitteln.

SEIN Anliegen ist, daß wir wie Kinder werden und Vertrauen fassen in die Vatergüte Gottes.

Schwester Dorotheas Plastik „Bleib sein Kind" will dieses Anliegen Jesu verdeutlichen. Ursprünglich hatte sie diese Plastik geschaffen für Kinder im Kinderheim. Sollten Sie es nicht auch wissen, daß Ihr Leben geborgen sein darf in der guten Hand Gottes?

KIND Gottes darf jeder werden. Die Bibel sagt: „So viele ihn – Jesus – aufnahmen, denen gab er das Recht, Kinder Gottes zu werden, die an seinen Namen glauben (Joh. 1, 12).

Schwester Dorotheas Plastiken wollen ermutigen, Gottes Kinder zu werden und zu bleiben. So gesehen sind sie Mission in Ton.

Wir Schwestern und Mitarbeiter des Diakonissen-Mutterhauses Hebron in Marburg wünschen, daß dieses Buch vielen zum Segen wird.

Pfarrer Volker Steinhoff
Vorsteher

Marburg-Wehrda, im Juni 1988

Geleitwort

Diakonissen-Mutterhäuser haben das Bild evangelischer Diakonie in unserem Land während der vergangenen 150 Jahre geprägt. Alle diakonischen Einrichtungen, die in diesem Zeitraum entstanden sind, wie auch der weite Bereich der Gemeindepflege, wären undenkbar ohne den selbstlosen Einsatz der vielen Diakonissen, die ihr Leben im Dienst für Jesus Christus verzehrt haben. Beweggrund für das Handeln vieler gläubiger Frauen ist bis heute: „Wir wollen Jesus dienen!" Dafür verzichten sie auf Ehe und Leistungslohn, das Diakonissenmutterhaus ist ihr Zuhause; von hier aus werden sie zum Dienst ausgesandt. Im Blickfeld der Öffentlichkeit ist Diakonisse-Sein verbunden mit dem Dienst an Hilfsbedürftigen oder sozial Schwachen: Kranken und Alten, Behinderten und Kindern. Immer wieder hat Gott einzelne Diakonissen zu besonderem Dienst berufen – als Pioniere in der Mission, an Brennpunkten sozialer Not, aber auch als gestaltende Künstlerinnen. Die ganze Vielfalt der geistlichen Gaben kann in den Dienst der Diakonie eingebracht werden.

Eine dieser besonders begabten und berufenen Frauen im Stand der Diakonisse ist Dorothea Steigerwald. In der Zeit der national-sozialistischen Gewaltherrschaft, als unter ideologischem Druck manche Diakonissen aus Mutterhäusern austraten, folgte sie dem Ruf Gottes als Diakonisse. Entsprechend ihren erworbenen Fähigkeiten wurde sie unter Kindern tätig, bis hin zu Leistungsverantwortung in der Arbeit mit verhaltensgestörten Jugendlichen. Die Nöte der Nachkriegszeit ließen sie schöpferisch tätig werden. In aller Stille entfaltete sie die ihr von Gott geschenkte künstlerische Begabung, durch die sie in weniger als zwei Jahrzehnten buchstäblich in aller Welt bekannt wurde. Im Umgang mit Kindern hatte sie Erfahrungen mit der biblischen

Wirklichkeit gemacht, daß Kinder in einzigartiger Weise unter der liebenden Zuwendung Jesu stehen und offen sind für Vertrauen. Kinder wurden die Personen, die Dorothea Steigerwald vornehmlich gestaltete. Und diese Personen wurden für den aufmerksamen Betrachter gestalthaftes Wort Gottes: Ermutigung zum Vertrauen, Einladung in die Geborgenheit bei Gott. Man kann es den Plastiken von Schwester Dorothea abspüren, daß die Hände die sie geformt haben, betende Hände sind. Dorothea Steigerwald hat unzähligen Menschen in ihren künstlerischen, wortlosen Predigten seelsorgerliche Hilfe gegeben – Trost, Mut zum Glauben.

Als Siebzigjährige schaut Schwester Dorothea Steigerwald auf mehr als 50 Jahre Dienst als Diakonisse zurück. In diesem Jahr kann sie ein besonderes Jubiläum feiern: Vor 25 Jahren entstand die Plastik „Bleib sein Kind", die ihr als Künstlerin weltweiten Ruhm eingebracht hat.

Unzählige Christen danken Schwester Dorothea Steigerwald für ihren Dienst, der in Stille und Zurückgezogenheit geschieht, und durch den sie ihnen zum „Gehilfen der Freude" geworden ist (2. Kor. 1, 24). Sie ist ein Geschenk Gottes an seine Gemeinde, für das wir ihm danken.

Juni 1988

Dr. Fritz Laubach
Vorsitzender der Deutschen Evangelischen Allianz

Dorothea Steigerwald

Ihr Leben

„Wann und wo ich geboren wurde weiß ich nur vom Hörensagen. Doch habe ich einen zuverlässigen Gewährsmann, meinen Vater. Der hat mir später oft davon erzählt.
Er ‚stand' – wie man zu sagen pflegte – während des 1. Weltkrieges, als Feldwebel in Belgien, hatte aber für die Weihnachtstage Heimaturlaub erhalten. Nun kann man sich denken, wie glücklich meine Mutter darüber war. Wenn alles klappte, würde Vater auch noch daheim sein, wenn der späte Nachkömmling zur Welt kam. Die anderen Geschwister waren ja schon groß, und Mutter nicht mehr die Jüngste.
Weihnachten kam und ging vorüber, doch nichts tat sich. Silvester, und noch immer heißt es – genau wie im Heeresbericht jener Tage: ‚Im Westen nichts Neues' Nein, auch in Rheinhausen, westlich von Duisburg, nichts Neues. Neujahr dann, Neujahr 1918, und immer noch warten sie. Doch in der Nacht vom 3. zum 4. Januar: ‚Vater lauf! Hol die Hebamme!' Und er stürmt los. Schlitterte auf dem Glatteis.
Er klingelt Sturm, ein Frauenkopf am Fenster: ‚Ja, ich komme gleich!' Im Eilschritt zurück, da rutscht die Frau auf dem Glatteis aus, er will sie halten, fällt auch. Als sie sich hochrappeln, rumpelt ein Pferdefuhrwerk vorbei. Im Schein einer nahen Gaslaterne ist auf der Plane zu lesen: ‚Dorle-Schorle', ein damals beliebter Verschnitt billigen Weines mit Mineralwasser.
Sie kommen zu Hause an. Der Hebamme genügt ein Blick. ‚Heiß Wasser!' Und Vater macht, daß er in die Küche kommt.
Eine halbe Stunde später ist der Nachkömmling da, ein Mädchen. ‚Wie soll sie heißen?' Vater ist über das späte Glück ganz durcheinan-

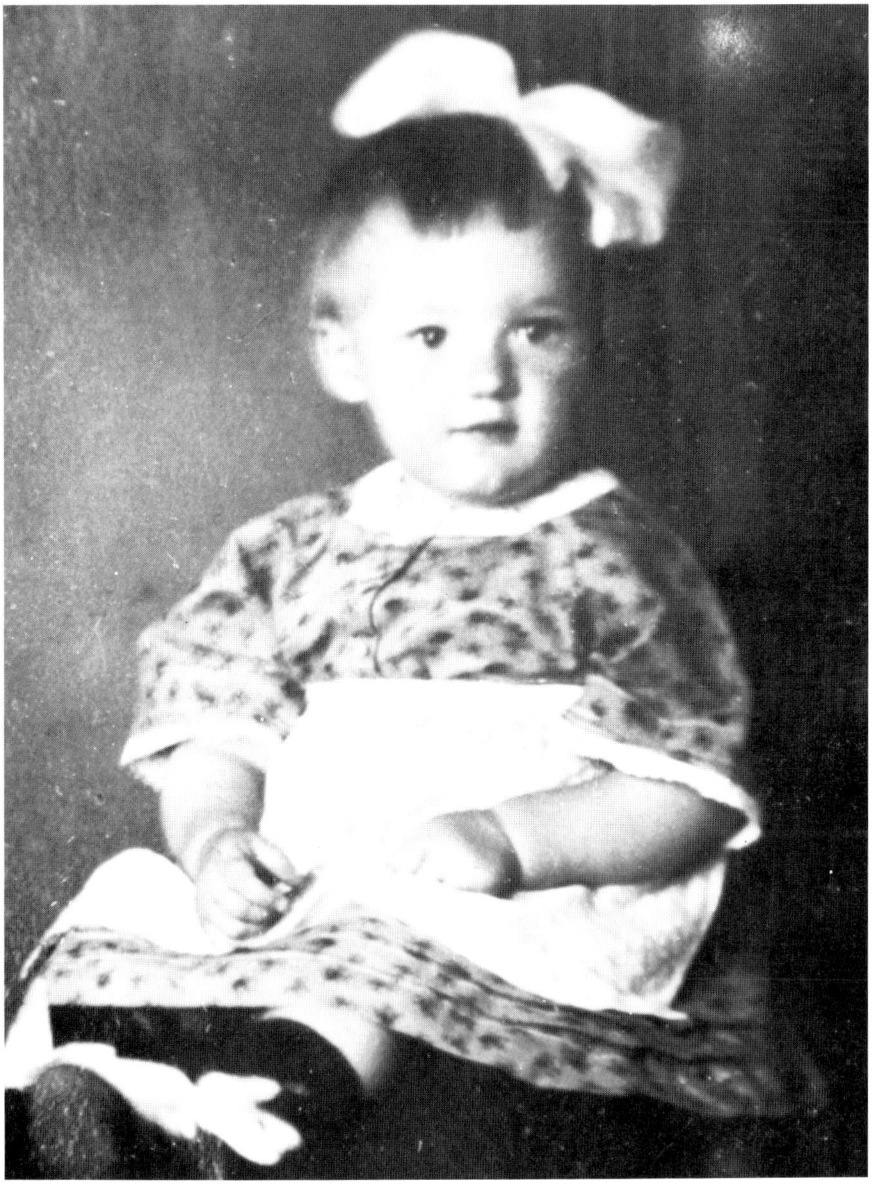

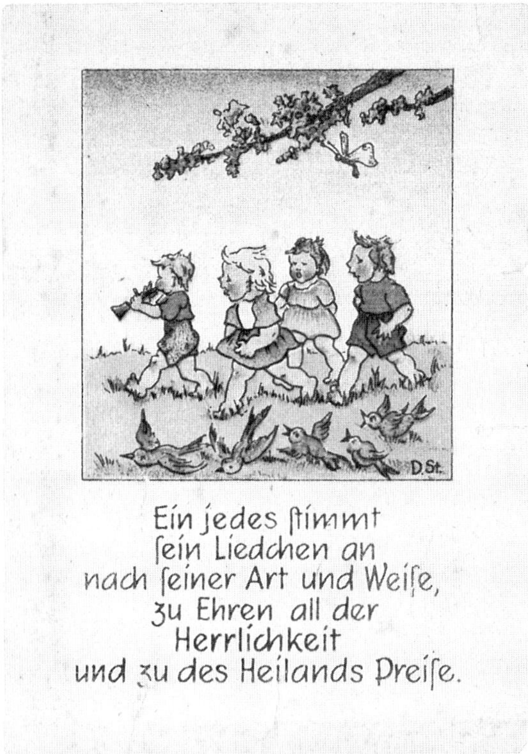
D.St.
Ein jedes stimmt
sein Liedchen an
nach seiner Art und Weise,
zu Ehren all der
Herrlichkeit
und zu des Heilands Preise.

der. Wie sie heißen soll? ‚Dorle!' platzt er heraus. Und Mutter lächelt. ‚Gut, nennen wir sie Dorothea, das Gottesgeschenk.'

Der Krieg war 1918 vorbei. Das Sterben hörte auf, doch das Hungern ging weiter. Der Feldwebel Steigerwald trug jetzt wieder Zivil, doch mit seinem geliebten Beruf als Musiker war es vorbei. Selbst Krupp konnte sich jetzt kein Orchester mehr leisten. Doch entlassen mochte man den beliebten Kollegen auch nicht. Also schulte man ihn für die Büroarbeit um. Aber nach Feierabend, da griff er zur Geige oder zum Fagott. Und meine älteren Geschwister musizierten mit. Diese Hauskonzerte gehören zu meinen frühesten Erinnerungen.

Überhaupt erinnere ich mich an meine großen Geschwister gern, doch ein engeres Verhältnis kam nicht zustande, weil eben der Altersunterschied zu groß war.

„Ein Glück, daß unsere Elten das sogleich erkannt hatten", schaltet sich Schwester Adelheid ein. „Da konnten sie Vorsorge treffen, daß Dorle nicht vereinsamte."

„Und darum wurdest du dann geboren, Heidi, ziemlich genau ein Jahr später. Wir sind dann gemeinsam aufgewachsen, haben alles redlich geteilt, Kummer und Freude, den Hunger der frühen zwanziger Jahre und die Erfolge der späteren Zeiten".

„Sogar das Familienerbe haben wir uns treu geteilt", lacht Adelheid.

„Dorle bekam von mütterlicher Seite die Gabe des Gestaltens und Modellierens mit, ich aber die musikalische Begabung unseres Vaters."
„Vater Steigerwald war ja von Haus aus Musiker, beherrschte mehrere Instrumente, das Fagott geradezu meisterlich; und die mütterlichen Vorfahren, die Öhrings, waren geschätzte Kunsthandwerker in Stolp gewesen, Goldschmiede, Zinngießer und Drechslermeister."

„Eines Tages, ich ging schon zur Schule, bekam ich plötzlich hohes Fieber. ‚Lungenentzündung' sagte der Arzt und machte ein ernstes Gesicht. Das Fieber stieg und stieg, trockener Husten schüttelte mich, ich kämpfte mit dem Tode. Der Arzt hatte mich bereits aufgegeben, wollte aber später noch einmal hereinschauen. Kaum war er fort, da schickte mein Vater alle anderen hinaus, auch meine Mutter. Dann setzte er sich zu mir auf mein Bett und fragte: „Dorle, hörst du mich?"
„Ja", hauchte ich mit letzter Kraft. Er neigte sich zu mir herunter. „Hör jetzt mal ganz genau zu, Dorle! Du darfst dir jetzt wünschen, was du willst, und wenn es ein Königreich wäre!" Ein Königreich, genau wie im Märchen. „Papa, kein Königreich, aber – einen Puppenwagen mit sieben Puppen drin!"
Das war die Wende. Als der Arzt abends

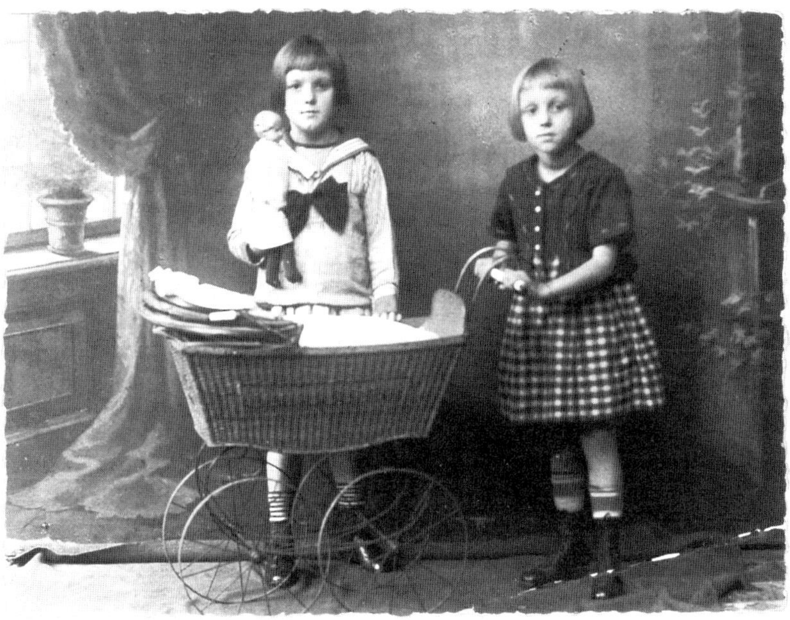

noch einmal kam, war die Krise überstanden. Bald war dann das Christfest da, und unter dem Lichterbaum stand der gewünschte Wagen mit sieben Puppen darin!" „Und dann fingst du an zu weinen!" lacht Schwester Adelheid. „Und warum?" Dorles Antwort damals: „Weil er viel schöner als Heidis Wagen ist!" Richtig, die hatte nur den alten Korbwagen – allerdings auf neu aufgearbeitet – bekommen; ach ja, und neue Puppenkleider dazu. Und Dorle schluchzte: „Heidi hat nur den alten Wagen und nur eine einzige Puppe. Gewiß blutet ihr jetzt das Herz!" „Laß nur, Kind!" sagte der Vater. „Sieh doch, Heidi spielt doch schon damit!" „Bloß gut," sagt Schwester Adelheid, „daß ich nicht den neuen Wagen bekommen hatte. Denn schon am nächsten Tage fiel ich mitsamt Wagen und Puppe die Treppe hinunter, und mein Wagen bedurfte erneut einer Generalreparatur!"

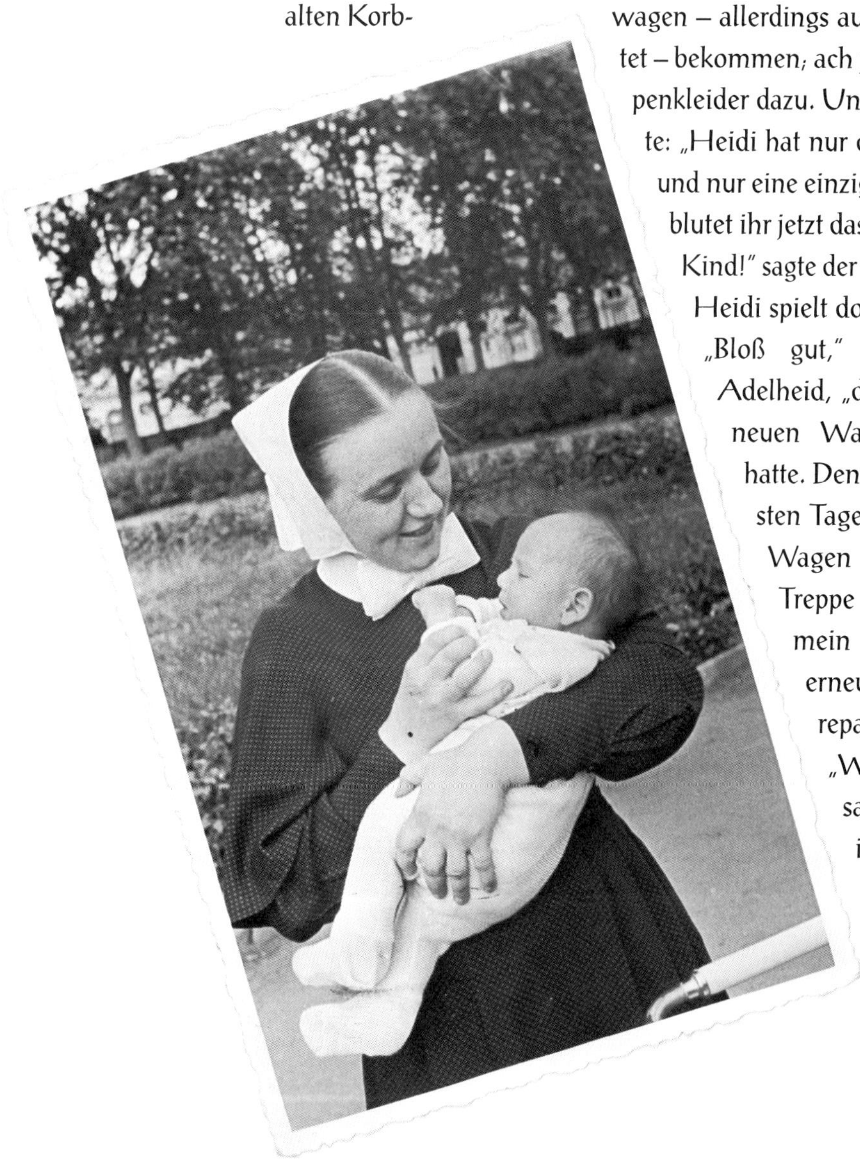

„Was soll ich Ihnen sagen: Jetzt hatte ich sieben Kinder zu versorgen

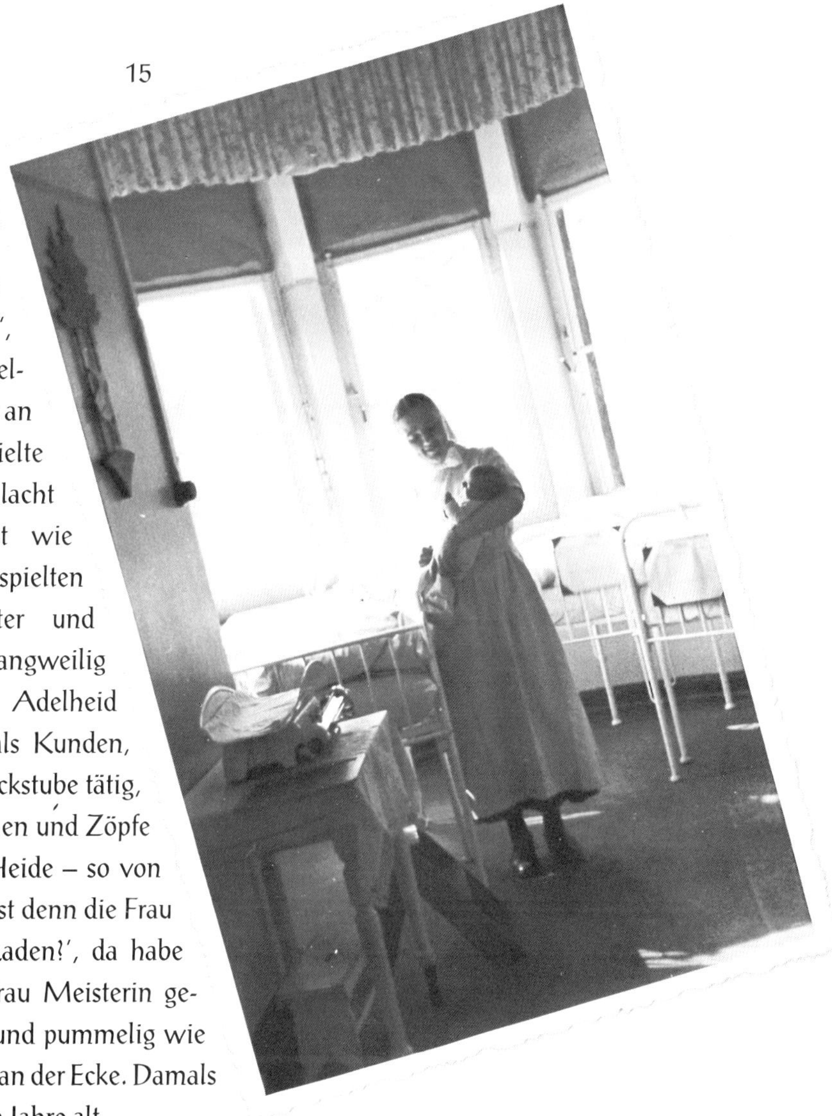

und konnte mich als Mutti fühlen." „Nicht du allein, Dorle", mahnt Schwester Adelheid, „ich war immer an deiner Seite und spielte mit." „Natürlich", lacht Dorothea, „du warst wie immer dabei. Wir spielten und spielten, Mutter und Kind, dann, als das langweilig wurde, Bäckerladen. Adelheid und sieben Puppen als Kunden, ich aber war in der Backstube tätig, formte Brezeln, Brötchen und Zöpfe aus Lehm. Und als Heide – so von oben herab – fragte: ‚Ist denn die Frau Meisterin nicht im Laden?', da habe ich sofort auch die Frau Meisterin geformt, genau so dick und pummelig wie die da im Bäckerladen an der Ecke. Damals war ich so etwa sieben Jahre alt.
Doch ich ahnte natürlich nicht, daß ich mit der Frau Bäckermeister den Anfang zum figürlichen Gestalten von Menschen gemacht hatte.
Da wurde also eine Weiche schon sehr früh gestellt. Doch gab es in meiner Jugendzeit keine besonderen Begebenheiten, die den weiteren Weg bestimmten. Keine Schlüsselerlebnisse.

Es wuchs alles ganz allmählich, im Laufe von Jahren. Schon als Kind wollte ich gern Schwester werden. Regelmäßig besuchte ich den Kindergottesdienst und nach meiner Konfirmation den Jungmädchenverein. Und täglich las ich – oft auf den Knien – meine Bibel. Schon sehr früh hatte mich mein Bruder Oskar zum ersten Mal mit in den Hauptgottesdienst genommen. Und er hatte seine liebe Not, mich zu bewegen, mit ihm heimzugehen. Mir hatte es in der Kirche so gut gefallen, daß ich durchaus dableiben wollte. Ganz in der Stille habe ich mich und mein Leben dem Herrn Jesus übergeben. Aber gesprochen habe ich darüber zu keinem Menschen."

„Dorothea hat mich immer wieder eingeladen," berichtet Adelheid, „sie doch in den Jugendbund zu begleiten, aber ich mochte nicht. Erst als mir ihr Drängen zu viel wurde, gab ich nach und ging mit ihr zu einem Missionsfest. Und seltsam, an diesem Tag wurde die Weiche in meinem Leben gestellt. Ich war erst fünfzehn Jahre alt, als ich mein Leben ganz bewußt in Jesu Hände legte. Ich hörte den Ruf, als das Wort verkündet wurde ‚Ein Beispiel habe ich euch gegeben, daß ihr tut, wie ich euch getan habe.' (Joh. 13, 15) Das war für mich der Ruf in Seinen Dienst. Am liebsten hätte ich ihn gleich begonnen, doch mein Vater wünschte, daß ich zunächst meine Lehre abschloß. Und die hatte ich damals gerade erst begonnen. Also mußte ich noch warten.

Doch dann kam der Tag, an dem Vater mich fragte: ‚Weißt du nun, was du tun wirst, wenn du deine Lehre beendet hast?' Und ich sagte fest und bestimmt: ‚Ich will Diakonisse werden!' Und du sagtest, als Vater dich ansah, nur zwei Worte: ‚Ich auch!'"

„So war es", nickt Schwester Dorothea.

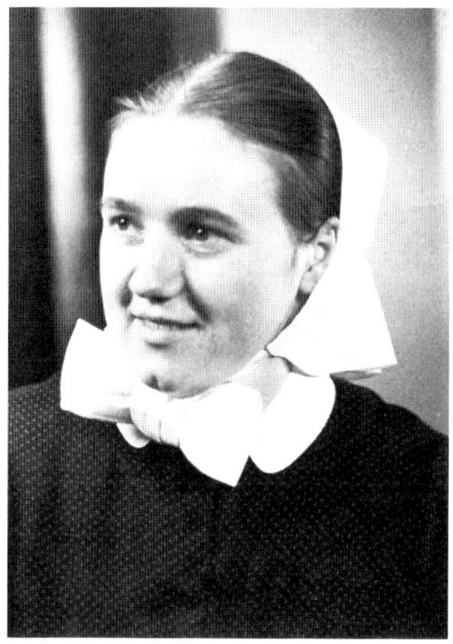

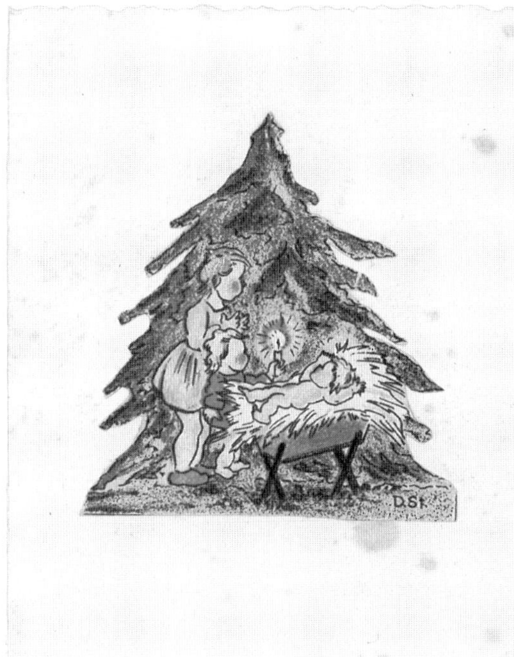
D.St.

„Es dauerte eine Weile, bis Mutter wieder Worte fand. Sie war sich offenbar unschlüssig. Mir traute sie wohl zu, daß ich zur Diakonisse geeignet sei. Doch Heidi? Mutter fragte nur: ‚Weißt du auch, Heidi, worauf du dich einläßt?' Und du –" „Ich habe tapfer genickt!" fällt Adelheid ein. „Ja, und dann hat Mutter zu dir noch gesagt: ‚Gut, Adelheid, dann wünsche ich dir des Herrn Segen für diesen Weg!'"
„Und zu dir," erinnert Schwester Adelheid, „hat Mutter gesagt: ‚Papa und ich hatten gehofft, du würdest bei uns bleiben und uns zur Seite stehen, wenn wir alt werden. Doch wenn auch du Diakonisse werden willst, dann muß das wohl sein. Gott geht vor –"
„Sich 1937 für einen kirchlichen Beruf zu entscheiden, erforderte Mut. Die Diakonie wurde in ihrer Arbeit behindert. Überhaupt, wer sich als Christ bekannte, galt grundsätzlich als verdächtig. Allerdings hatten wir uns um Politik bis dahin nie gekümmert," sagt Schwester Dorothea. „Wir wollten ganz einfach dem Herrn Jesus dienen. Freilich, für die ‚Braune Schwesternschaft' hätten wir uns nie hingegeben!

Im Mutterhaus Hebron zu Marburg machte mir mein Heimweh und vor allem meine Schüchternheit sehr zu schaffen. Ich weiß nicht, ob ich allein durchgehalten hätte. Zum Glück war Adelheid da und stand mir bei."
„Zwei Jahre im Seminar, im Kindergarten und im Hort, 1940 dann das Examen. Wir waren übrigens der letzte Jahrgang, der im Diakonissenhaus Examen ablegte. Dann machten der Krieg und die Partei dem ein Ende. Zunächst war ich hier, wo wir jetzt wohnen, im damaligen Kinderheim Bethesda tätig, dann folgte – noch während des Krieges – in einem Koblenzer Krankenhaus die Ausbildung als Kran-

kenschwester. Ob in Koblenz oder hier in Marburg, Nacht für Nacht Fliegeralarm. Das war besonders hier in Bethesda, wo wir nur außerehelich geborene und darum ungeliebte Kinder betreuten, besonders belastend. Diese Nächte im Keller, inmitten zitternder, jammernder Kinder!

Dann war es plötzlich still. Kein Bellen der Flak, kein Dröhnen am Himmel, kein Bombenhagel mehr. Nur Trümmerhalden ringsumher, dazwischen verstört umherirrende Menschen, abgerissene Landser, Kinder ohne Haus und Heim. Und in diesem Wirrwarr der Auftrag: ‚Schwester Dorothea, Sie müssen sofort nach Braubach fahren und dort den Kindergarten übernehmen!' Fahren? Nichts fuhr mehr, alle Gleise demoliert, die meisten Brücken waren gesprengt. Doch mein Fahrrad! Und auf diesem altersschwachen Vehikel machte ich mich auf den Weg. Mit leerem Magen und völlig erschöpft kam ich nach zwei Tagen Fahrt abends in Braubach an.

Der Kindergarten ein wahres Schlachtfeld. Doch die Wände und das Dach standen noch. Also machte ich mich an die Arbeit. Ein Sommer, den ich nie vergessen werde. Nur durch Tausch oder hartnäckiges Betteln konnte ich an die erforderlichen Nägel, Bretter und Spanplatten herankommen. Welch ein Glück, daß sich Gemeindemitglieder fanden, die tüchtig zulangten oder wenigstens beim ‚Organisieren' der Materialien halfen. So wuchs allmählich doch aus dem demolierten Gebäude ein Kindergarten, der Kindergarten ‚Sonnenschein'. Ehe ich mich versah, stand Weihnachten vor der Tür. Geschenke? Weil nichts zu kaufen war, hatte ich mit einigen Kindern fleißig gebastelt. Hampelmänner, Hampelmänner und nochmals Hampelmänner; aus verquollenen Sperrholzplatten, die ich in einem Nebengelaß ge-

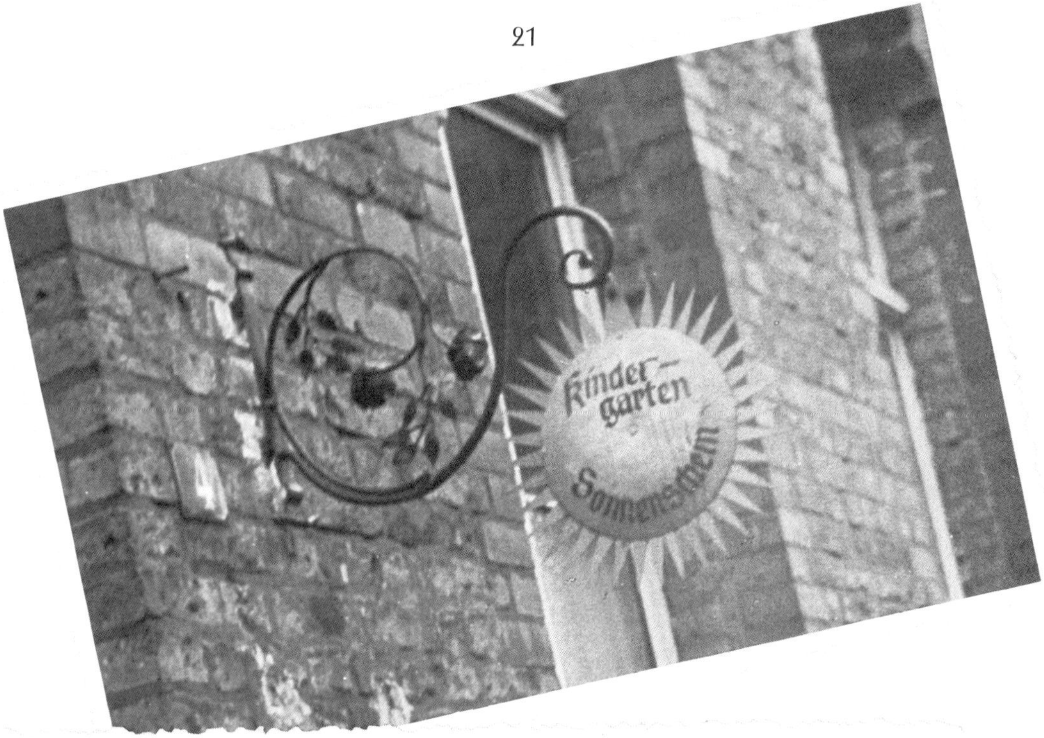
Kinder-
garten
Sonnenschein

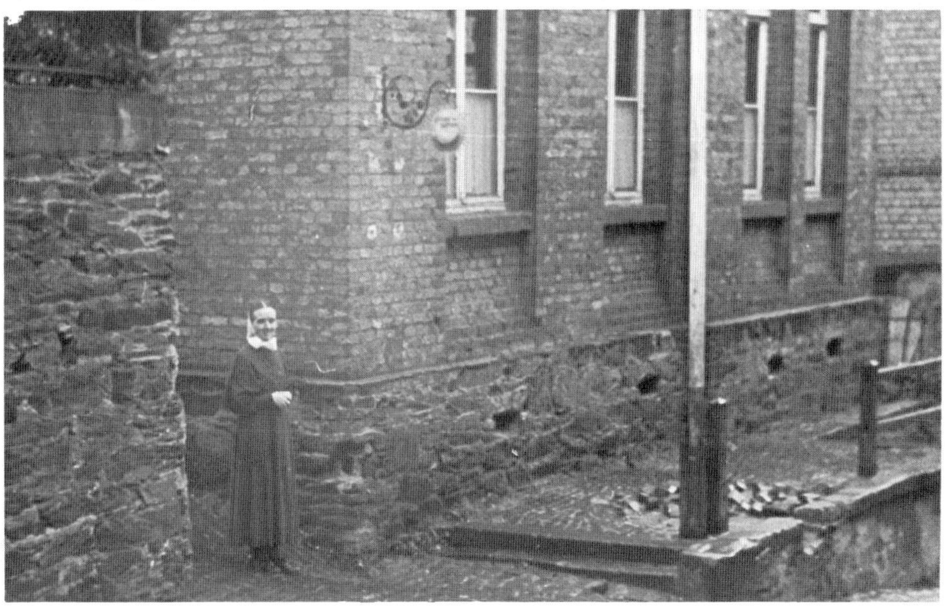

funden hatte. Doch zu einer Weihnachtsfeier im Kindergarten gehört unbedingt auch eine Krippe. Hirten, Schafe, sogar das heilige Paar hatte ich unter Schutt und Trümmern gefunden, aber die Hauptsache fehlte, das Christkind! Doch hatte da nicht in all dem Schrott ein Klumpen Knete gelegen? Und schon war ich dabei, das Christkind aus Knete zu formen.

Ich ahnte nicht, daß mit diesem Tag ein neuer Abschnitt meines Lebens begonnen hatte. Erst Jahre später begriff ich, daß Gott mich so, gerade so geführt hatte. Es mußte dort in Braubach das Christkind fehlen, damit ich mich daranmachte, es zu modellieren. Und als ich das Christkind fertig hatte, war noch Knete übrig. Was anfangen damit?

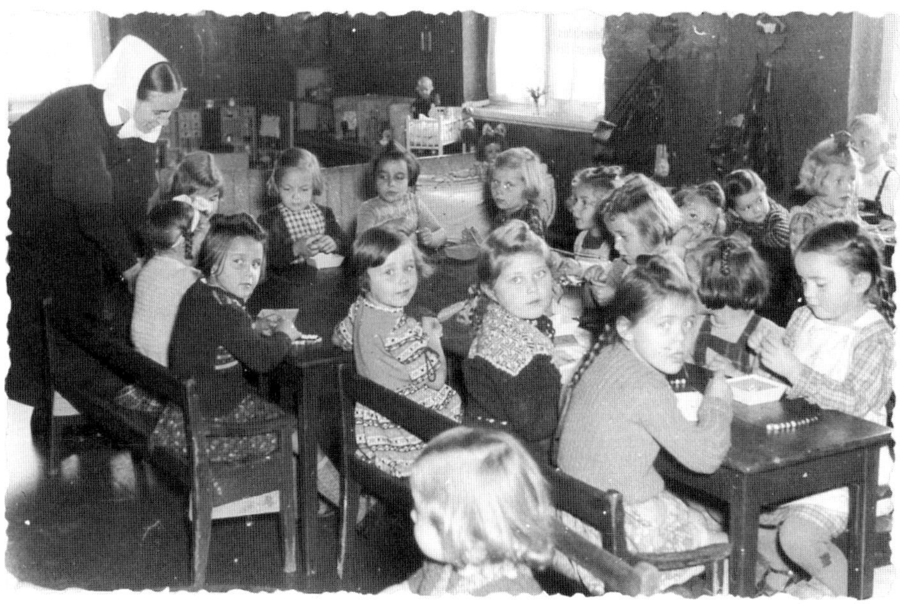

Nun, ein Esel gehört doch auch in den Weihnachtsstall, nicht wahr? Also formte ich auch noch den Esel und dachte, jetzt sei alles geschafft.
Es war wohl mehr als Zufall, daß der Krieg auch einen Künstler, der in seiner Heimatstadt ausgebombt war, nach Braubach verschlagen hatte. Der sah meine Knetmodelle, schüttelte den Kopf und sagte nur: ‚Schade, schade, daß Sie keine richtige Ausbildung genossen haben?' Und er versuchte alles, mich zu einer künstlerischen Schulung zu ermutigen. Doch dafür blieb mir keine Zeit. Der Kindergarten nahm mich voll in Anspruch, und wenn ich da fertig war, dann hatte ich noch im Krankenhaus oder in der Gemeinde zu tun. Ich war in Braubach ‚Mädchen für alles'.
Fünf Jahre war ich in Braubach. Bis zum Jahr 1950. Dann ging es vom Mittel- an den Niederrhein, nach Styrum. Ich war keineswegs glücklich, als ich von Braubach nach Mülheim-Styrum versetzt wurde. Braubach, das waren Burgen und Weinberge, ruhig fließender Rhein und rauschende Wälder. Styrum? Schlote und grauer Himmel, der schwarze Ruß des Kohlereviers, Enge und Armut.
Doch in Styrum gab es eine Volkshochschule und bei dieser einen Kursus ‚Bilden und Gestalten aus Ton'. Da fiel mir ein, was jener Künstler mir damals in Braubach geraten hatte. Kurzentschlossen belegte ich diesen Kursus und nahm regelmäßig an den Abendstunden teil. Doch die Kursusleiterin hatte etwas gegen meinen ‚Realismus'. ‚Um Gottes willen', sagte sie, ‚Sie formen Ihre Figuren ja tatsächlich so, wie sie aussehen!' Das ging der künstlerisch engagierten Dame gegen den Strich. Sie versuchte mich dazu zu bewegen, die Gestalten nach meinen eigenen Intuitionen und Vorstellungen zu gestalten.

Doch das paßte nun wieder mir nicht. Ich will nicht ‚schöpferisch' tätig sein und dem lieben Gott ins Handwerk pfuschen. Der Meister, der gestaltet, ist nur er. Ich kann und will nur sein Werkzeug sein und froh verkünden, was er mir und unseren Kindern Liebes getan hat. Allerdings nie zum eigenen Lob der Künstlerin, sondern immer nur im Dienst ihres Herrn.

Ein volles Jahrzehnt in Styrum und dann nach Bergzabern.

Ein Heim für Kinder, die Geborgenheit brauchten, unglückliche Kinder, die keiner haben will und die darum so trostlos verstockt geworden sind. Kein Wort des Dankes, selbst wenn man sich die größte Mühe gab. Immer mußte man auf der Hut sein, damit sie einem nicht einen neuen Streich spielten. Sie lauerten ja nur darauf, daß ich mir eine Blöße gab.

Ja, und gerade in solchen Zeiten lernt man, was die Liebe Christi ist. Der hat gedient, ohne nach Dank zu fragen. Der nahm sein Kreuz, um mich freizumachen. Und dieser Jesus ist auch für diese verstockten Kinder gestorben und auferstanden. Das ist das Besondere, was den Dienst einer Diakonisse hell macht. Wir haben bei Jesus gelernt zu lieben, ohne Gegenliebe zu erwarten.

Erst wenn wir im Dunkel stehen, sehen wir über uns die Sterne leuchten. Denken Sie sich: Eines Tages kommt eine der Mitschwestern und sagt: ‚Hör' mal, meine Oberschwester in Frankfurt hat demnächst Geburtstag. Kannst du mir nicht – als Geburtstagsgeschenk für sie – eine Plastik modellieren?' Und so entstand damals die Plastik ‚Bleib Sein Kind'. Nun, Sie wissen ja, welchen – fast hätte ich gesagt: Siegeslauf – diese Plastik angetreten hat. Damit war der Anfang meiner neuen Laufbahn gemacht. Die Lawine war ins Rollen gekommen.

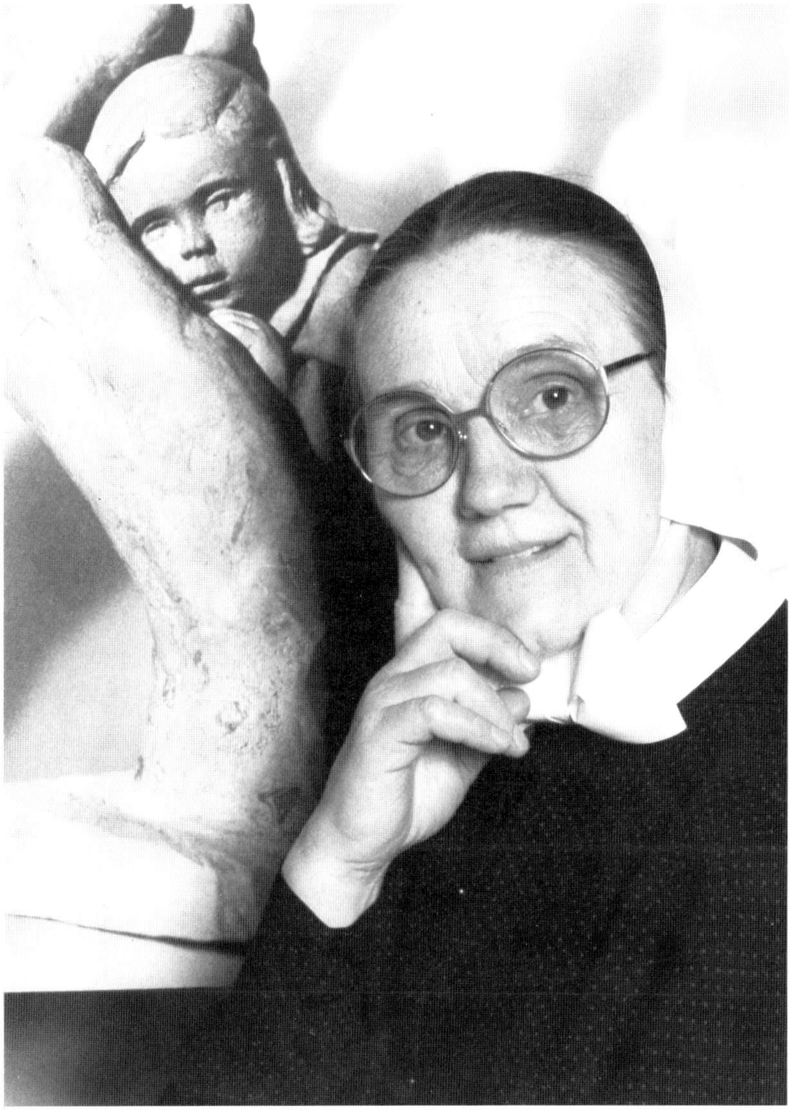

Gott hat es so gefügt.
Meine nächste Station war dann Steinbach.
Steinbach! Dort kam ich mir – nach den schweren Jahren in Bergzabern – wie in einem Erholungsheim vor. 1967 trat ich dort meinen Dienst an, im tannendurchrauschten Taunus, doch nicht weit von der Weltstadt Frankfurt.

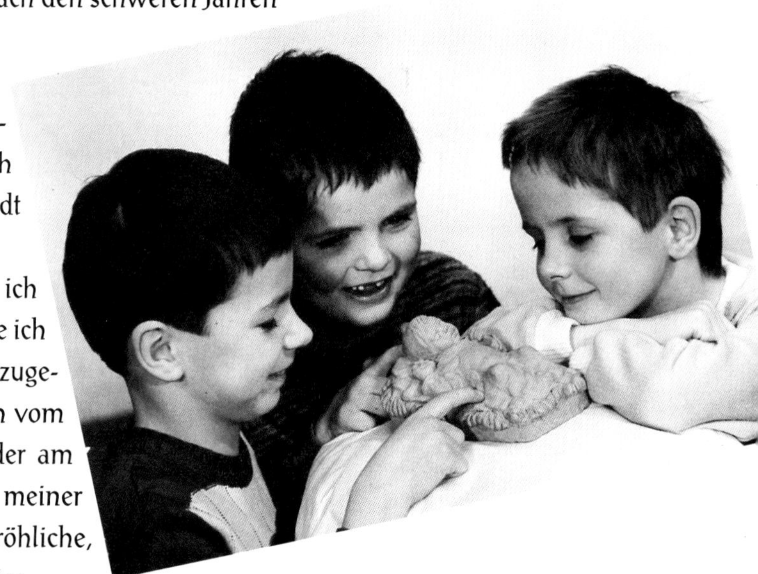

Den 16. September 1967 werde ich nie vergessen. Am Morgen hatte ich meinen alten Vater die Augen zugedrückt. Wehen Herzens eilte ich vom Sterbebett zum Kindergarten, der am gleichen Tage eingeweiht und meiner Leitung anvertraut wurde. Fröhliche, unbeschwert lachende Kinder hier.
Und im Ort ein lebhaftes kulturelles Leben, da zahlreiche Literaten, Maler, Künstler sich hierher in die Stille zurückgezogen hatten. Bald fand ich Anschluß an diese Gruppe, erfuhr wohlgemeinte Kritik und hilfreiche Anregungen. Ausstellungen fanden statt, auf denen auch meine Plastiken einer breiteren Öffentlichkeit gezeigt wurden. Eine Tür tat sich auf, die Tür zur weiten Welt.
Die erste Ausstellung fand 1969 statt. Doch bald folgten weitere Ausstellungen." Schwester Adelheid meldet sich zu Wort: „Unzweifelhafter Höhepunkt war dann aber doch wohl das Jahr 1977. Da begingen wir nämlich das vierzigjährige Jubiläum unseres Diakonissendienstes!" „Und ich außerdem das zehnjährige meiner Arbeit in Stein-

bach!" setzt Dorothea hinzu. „Klar, daß solche Feste gefeiert werden mußten: im Kindergarten zu Steinbach und natürlich auch im Mutterhaus zu Marburg. Gemeinsam hielten wir vor den Marburger Schwestern einen Dia-Vortrag, erzählten in buntem Wechsel über die vierzig Jahre unseres Dienstes und zeigten auch einige meiner Tonfiguren.

Manchmal geht es – nach einer Reihe ruhiger Jahre – mit Riesenschritten voran. Das gilt besonders für dieses Jahr 1977. Plötzlich kamen von allen Seiten Anfragen und Aufträge. Besonders Kirchengemeinden – evangelische, aber auch katholische – baten, ich möge ihnen doch Weihnachtskrippen formen. Auch vom Verlag kamen immer wieder Bitten um weitere Plastiken. Der Verkauf von Bildpostkarten florierte, von den Modellen wurden aber auch Repliken hergestellt, die hinaus in die ganze Welt wanderten, bis nach Südamerika und Neuseeland.

Ein Arbeitsaufwand, der sich mit der Tätigkeit im Kindergarten kaum noch vereinbaren ließ. Ich war wirklich dankbar, als ich dann im Jahre 1980 vom Dienst in der Gemeinde freigestellt wurde. Für meine künstlerische Arbeit stellte mir jetzt das Mutterhaus hier dieses ehemalige Kinderheim Bethesda zur Verfügung."

„Ja," sagt Schwester Adelheid, „hier wohnen wir nun beide, glücklich vereint wie damals, als wir noch Kinder waren. Unbeschwert können wir schaffen, wie es uns ums Herz ist, und fröhlich unseren Herren loben."

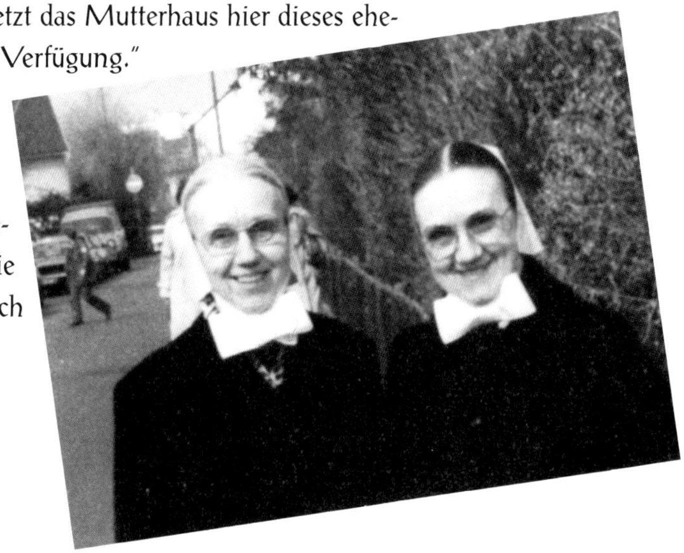

Dorothea Steigerwald

Ihr Werk

Gott spricht:
„Ich habe dich unter dem Schatten
meiner Hände geborgen."

Jesaja 51, 16

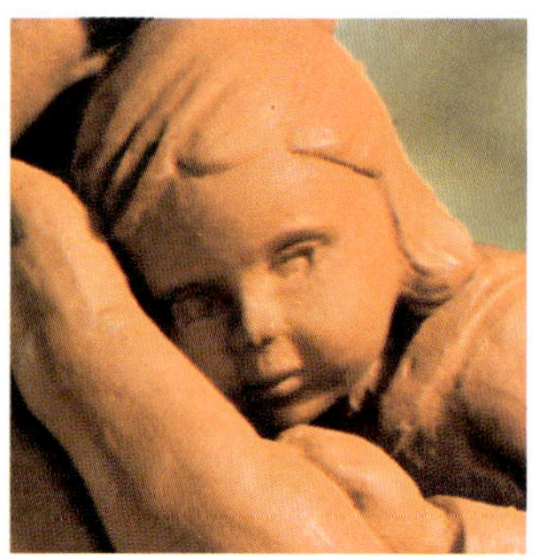

Bleib Sein Kind   Bad Bergzabern 1963

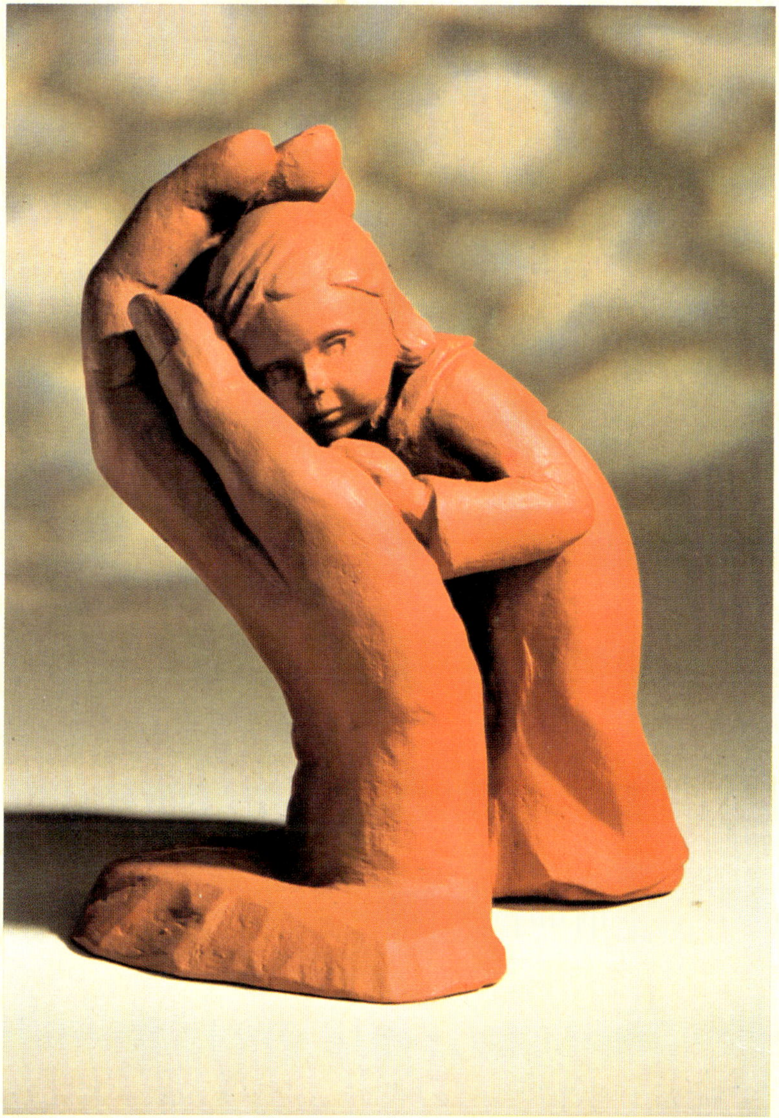

ATELIER STEIGERWALD

Schwanalle 57a in Marburg an der Lahn.
Wir gehen die Einfahrt hinauf. Schwester Dorothea weist auf das große Gebäude links: „Das Feierabendhaus unserer Schwesternschaft. Adelheid und ich wohnen dort hinten. Im ehemaligen Kinderheim Bethesda."
Wir steigen die Treppe hinauf zum ersten Stockwerk. Nach einem Begrüßungskaffee gehts hinüber in die Ausstellung. Es verschlägt einem die Sprache. Blitzende Vitrinen, in denen rötliche Tonplastiken schimmern. Man begrüßt altvertraute Gestalten. Dorotheas Kinder: Das sind keine toten Figuren aus Ton, das sind lebende Buben und Mädchen, die Schwester Dorothea in Kindergärten betreut und in Kinderheimen getröstet hat. Sie alle sind nicht künstlerischer Phantasie entsprungen; lebende Kinder sind es, die Dorothea auf Ihrem Weg antraf; lebende Kinder, die sie in Ton nachgebildet hat.

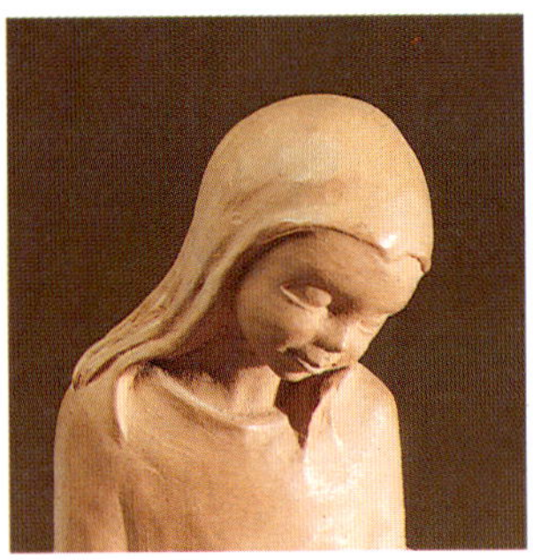

Dorotheas Kinder! Wie verschieden sind sie in ihrer Freude, wie verschieden auch in ihrem Leid. Doch in einem sind alle gleich: Sie sind Kinder dieser ‚Mutter' Dorothea.
Dorotheas Kinder? Natürlich, das sind sie auch. Dorotheas Hände formten den toten Ton, ihre Liebe hauchte Ihnen Leben ein. Darum sieht es so aus „als ob sie lebten". Doch das ist nur ein Abglanz des wirklichen, des wahren Lebens. Das kann nur der eine geben, der uns erschaffen hat und noch erhält, der allmächtige Vater im Himmel. Alle diese Kinder, die sie geschaffen hat, wollen auf den Einen weisen, der uns aller Vater und Schöpfer ist.

Und Gott sprach. . .   Steinbach 1973

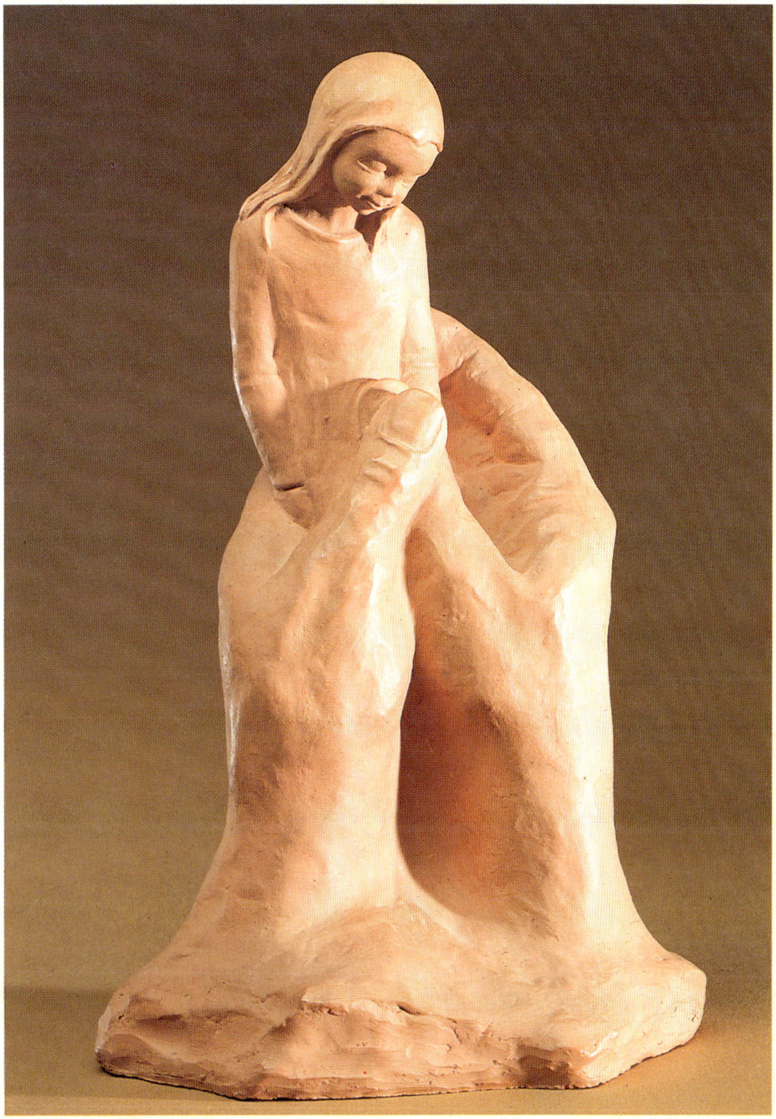

FRÜHE VERANTWORTUNG

„Heidi! Hast du nicht das Weinen gehört?" Die Kinder stehen und lauschen. Tatsächlich, aus der alten Ziegelei läßt sich ein herzzerreißendes Schluchzen hören.
Hinter einem Haufen zerbrochener Dachpfannen stößt Dorle auf einen kleinen Buben, dem die Tränen übers Gesicht laufen. „Wie heißt du denn?" „Bubi!" flüstert der Kleine. Heidi schüttelt den Kopf. „Wir bringen ihn besser zur Polizei!"
Auf der Straße versperrt ihnen Lieschen den Weg. Sie ist schon zwölf Jahre alt und weiß immer alles besser. „Wen habt ihr denn da aufgegabelt?" „Den haben wir gefunden", gibt Heidi schnippisch zurück. „Und jetzt bringen wir ihn zur Polizei!" Lieschen lacht höhnisch: „Na, da habt ihr euch schön was aufgehalst! Den werdet ihr nie wieder los, den müßt ihr jetzt behalten und großziehen!"
Da stehen sie nun. „Müssen wir ihn tatsächlich behalten?" jammert Dorle. „Wir?" trumpft Heidi auf. „Du mußt ihn großziehen! Denn du hast ihn ja gefunden!"
Ein Schluchzen quillt in Dorles Kehle hoch. Doch jetzt gibt sie sich einen Ruck. „Ja, ich werde ihn behalten und großziehen!" Ein Mann kommt gelaufen, winkt und schreit: „Rudi! Rudi!" Der Kleine reißt sich los, fällt ihm in die Arme. „Papa!" Ein Stein ist Dorle vom Herzen gefallen. „Puh! Da haben wir noch mal Glück gehabt!" Heidi zuckt nur die Schultern. „Wir? – Du hast Glück gehabt, Dorle!"
Sechs Jahre alt war Dorle damals. Merkwürdig, daß sie sich heute noch an die Begebenheit erinnert? Sie hat später noch oft darüber nachgedacht. Und sie sah den verweinten Kleinen wieder vor sich, als sie den Ton formte, Jahrzehnte später, den Kleinen, der bittet „Geh nicht vorüber!".

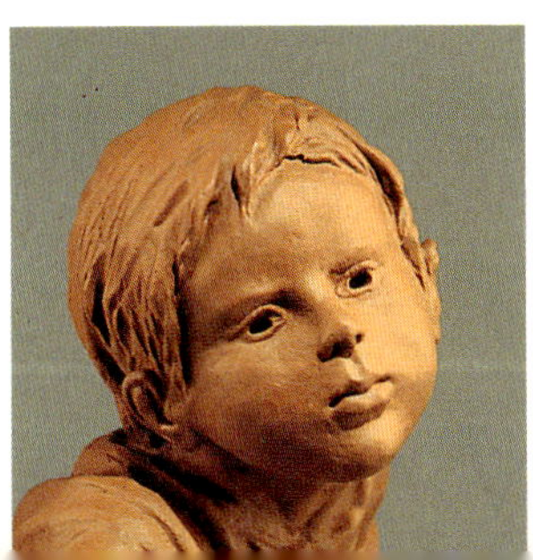

35

Geh nicht vorüber   Marburg 1987

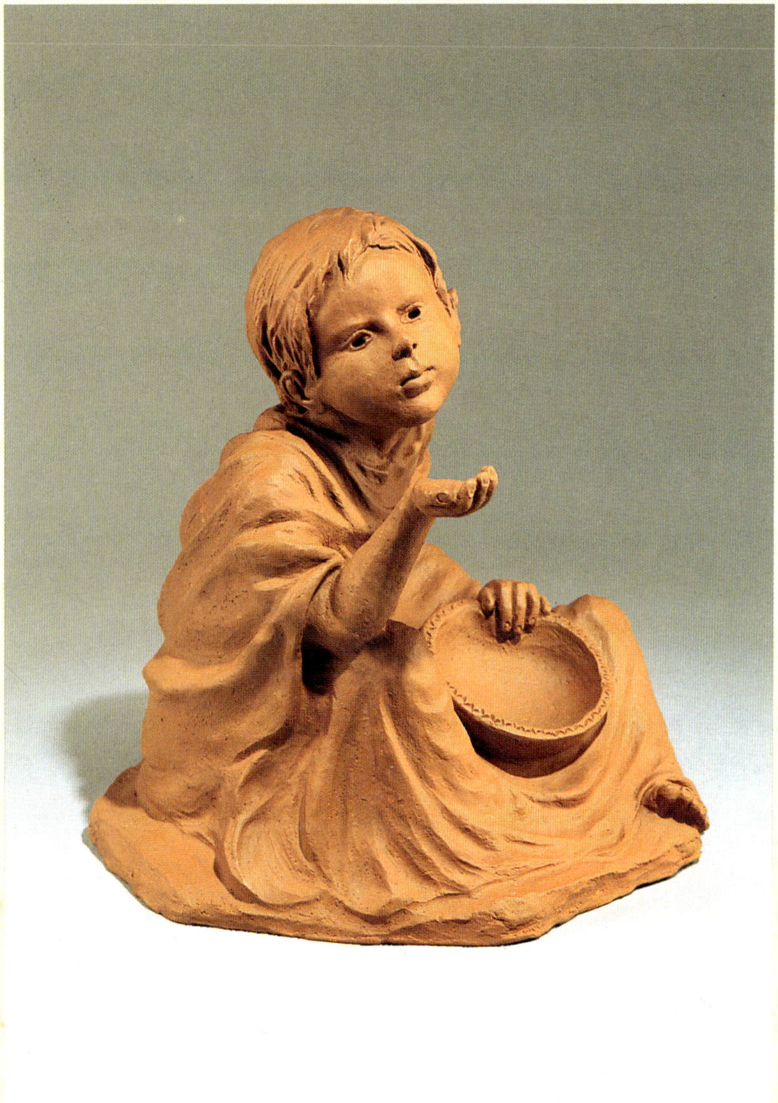

EIFERSUCHT?

Schwester Dorothea schiebt sich das Haar aus der Stirn zurück. „Sehen sie hier die Narbe? Die habe ich wegen meiner Eifersucht! Und dabei war ich damals gerade erst vier Jahre alt.
Ich hatte mir wieder einen Buben geangelt, einen, der erst zwei Jahre alt war und den ich richtig bemuttern konnte. Da saß ich mit ihm im Sandkasten und spielte ‚Backe, backe Kuchen!'. Ein Weilchen blieben wir ungestört, doch dann stellte sich Annemie ein, meine beste Freundin. ‚Hast ihn jetzt lange genug', sagte sie. ‚Gib ihn mir mal her!' Da hörte für mich aller Spaß auf, auch alle Freundschaft. ‚Is mein Junge!' fauchte ich Annemie an, doch die packte einen Arm des Kleinen und suchte ihn wegzuzerren. ‚Nein, is meiner!' keuchte sie dabei und riß an dem Ärmchen, daß der Kleine zu weinen begann. Umso fester hielt ich den Kleinen umschlungen, kreischte: ‚Nein, is mein Junge!' ‚Is meiner!' heulte Annemie zurück. Und dann holt sie mit ihrem Schaufelchen aus und knallt es mir vor die Stirn. Blut lief mir über das Gesicht, ich rappelte mich hoch, riß den Kleinen an mich und taumelte davon."
Schwester Dorothea zeigt erneut auf die Narbe: „Sehen sie, so etwas kommt von der Eifersucht!"

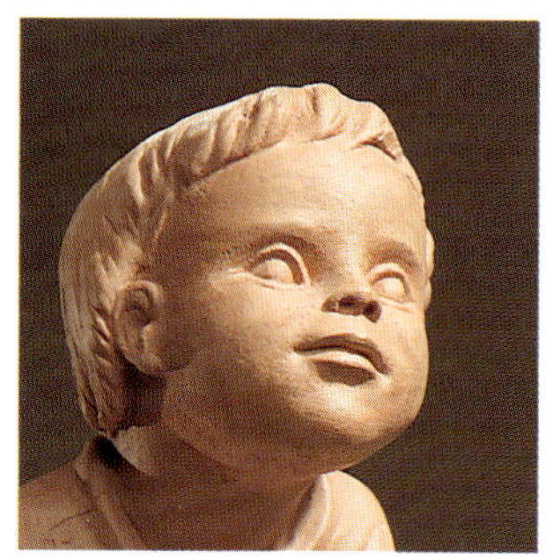

Laß Dich lieben   Steinbach 1979

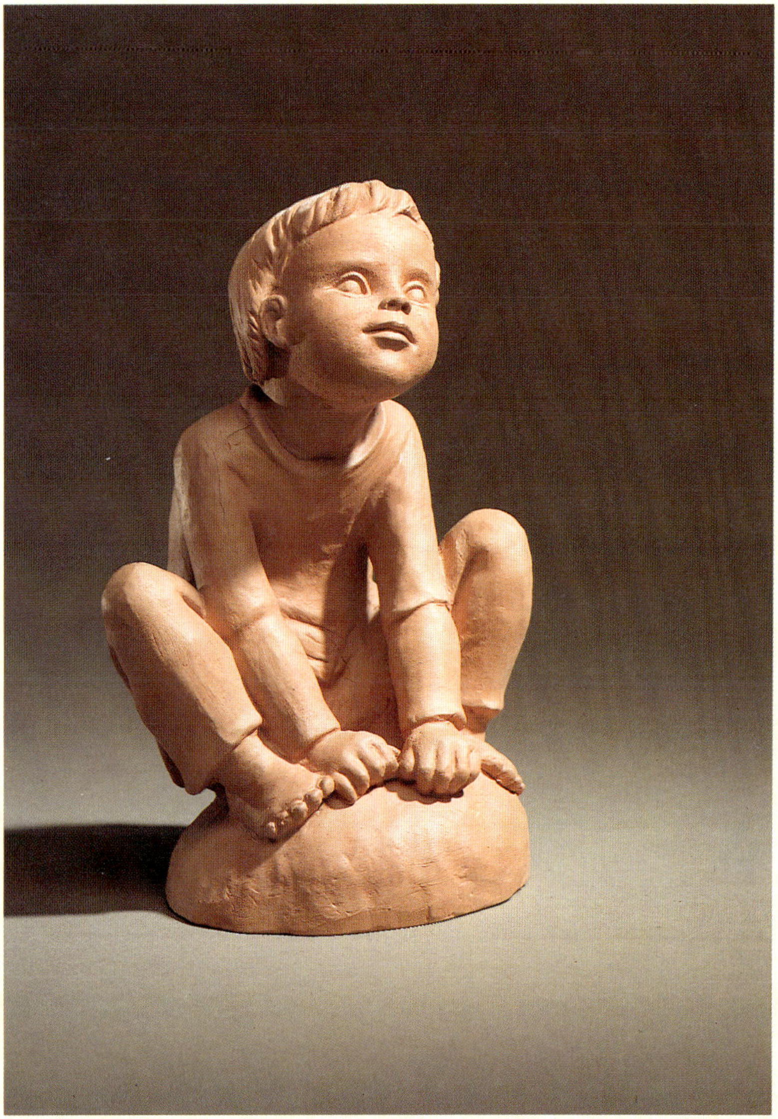

HUNGER

„Ein Kunstkritiker rügte kürzlich die heile Welt der Dorothea Steigerwald. Meine heile Welt? Ja, hat der Mann denn nicht meine tieftraurigen Kinder gesehen, die Ausgestoßenen und Unerwünschten? Jener Kritiker scheint nur die fröhlichen Kinderplastiken zu kennen. Und meinen Lebenslauf kennt er offenbar auch nicht. Denn dann wüßte er, wie hart meine Kinderzeit war.

Ich habe den Hunger kennengelernt, damals, in den schweren Jahren nach dem verlorenen 1. Weltkrieg. Gewiß, bewußt haben wir beide", sie nickt Adelheid zu, „das nicht erlebt. Doch von unseren Eltern erfuhren wir, welche wirtschaftlichen Folgen der Zusammenbruch des Deutschen Reiches hatte. Damals war Schmalhans Küchenmeister. Was Mutter auf den Tisch brachte, reichte eigentlich nie, uns alle satt zu machen. Und immer dasselbe: Graupensuppe oder Steckrüben, halbverfrorene süßschmeckende Kartoffeln oder dicke Grütze. Nie ein Fettauge auf der Suppe, ganz selten ein paar Fasern mageres Fleisch. Und dann hatte mich einer der Großen auf dem Schoß und fütterte mich. Bis die Brühe oder der Brei so abgenommen hatte, daß man es hören konnte, wie der Löffel auf dem Boden des Blechtellers kratzte. Dieses Kratzen, das war der Anfang vom Ende, das war das Zeichen: Gleich ist es mit dem Essen aus! Ich begann lauthals zu heulen, sobald der Löffel zu kratzen anfing.

Die großen Geschwister hatten das bald heraus. Schon lange bevor es so weit war, fingen sie mit dem Löffel zu kratzen an.

Es machte ihnen einfach Spaß, mich zum Weinen zu bringen. Sie waren doch selber noch halbe Kinder. Kinder wollen, selbst wenn der Hunger sie quält, etwas zum Lachen haben. Gerade weil es sonst nichts zum Lachen gibt. So sah meine heile Welt aus."

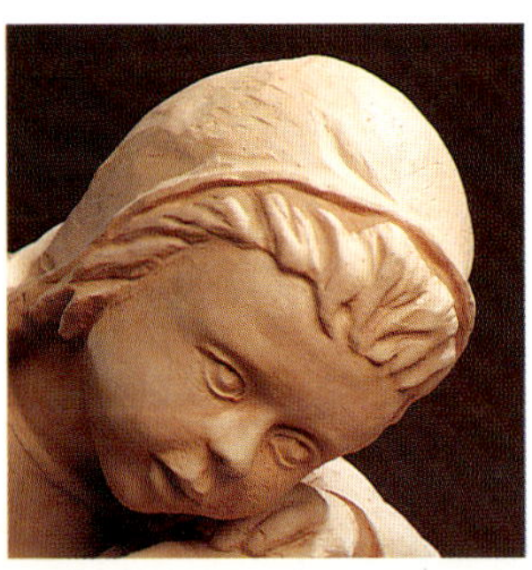

Verlassen Marburg 1983

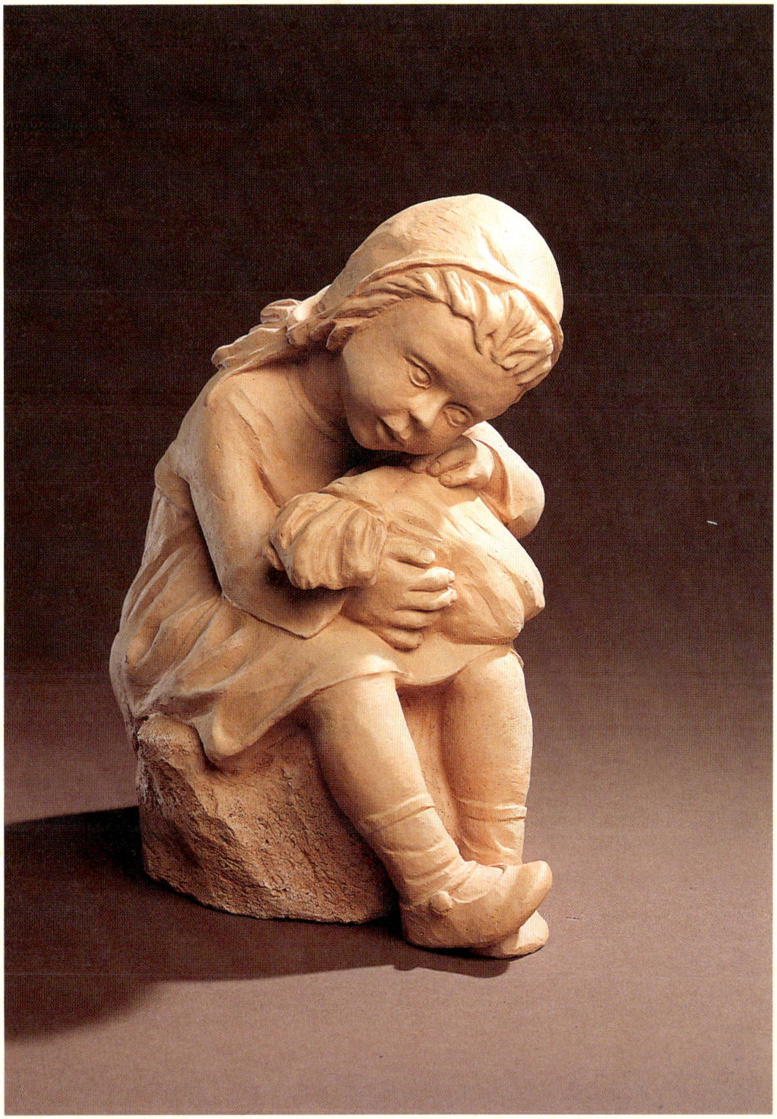

„FREUE DICH, ADELHEID!"

„Und was wirst du deiner Schwester Adelheid zum Geburtstag schenken?" fragt Mutter Steigerwald. Dorle spitzt den Mund: „Ich hab' was Feines. Aber was, das verrate ich nicht."

Dann ist endlich der große Tag da. Jeder überreicht der Jüngsten, die nun das erste Jahrzehnt voll hat, ein Geschenk, bei aller Ärmlichkeit feierlich und geheimnisvoll. Und nun ist als letzte Dorle an der Reihe. Dorle, stolze elf Jahre alt, ist zum Klavier getreten, setzt sich auf den Drehstuhl, intoniert. Natürlich, das ist noch keine reife Leistung, aber deutlich kommt die Melodie heraus, der Choral „Nun preiset alle Gottes Barmherzigkeit". Guter Einfall von Dorle, nicht wahr? Und kostet nichts! Doch jetzt fängt sie auch noch zu singen an:

„Nun preiset alle Gottes Barmherzigkeit!
Lob ihn mit Schalle, werteste Adelheid!
Er läßt dich freundlich zu sich laden;
freue dich, Adelheid, seiner Gnaden!

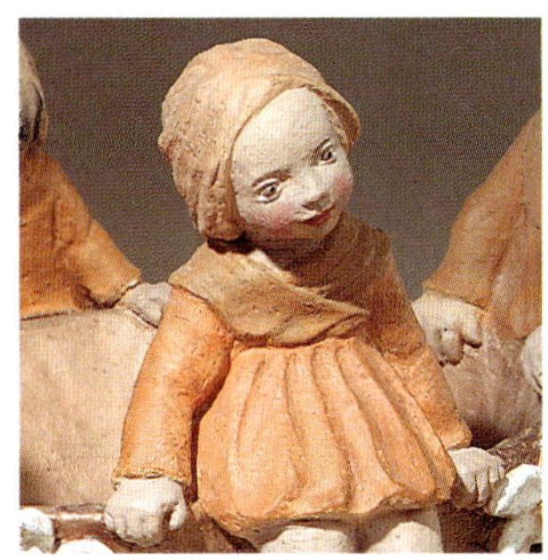

Wohlauf du, Heidi, lasse das Trauern sein,
zur grünen Weiden stelle dich willig ein –

Drum preis und ehre seine Barmherzigkeit,
sein Lob vermehre, werteste Adelheid!
Uns soll hinfort kein Unfall schaden,
freue dich, Adelheid, seiner Gnaden!"

Diese Dorle! Da setzt sie für „Christenheit" einfach „Adelheid" ein. Heidi steht schon hinter ihr, schlingt die Arme um Dorles Hals und flüstert: „Fein hast du das gemacht, Dorle, fein!"

Freudenreigen Marburg 1981

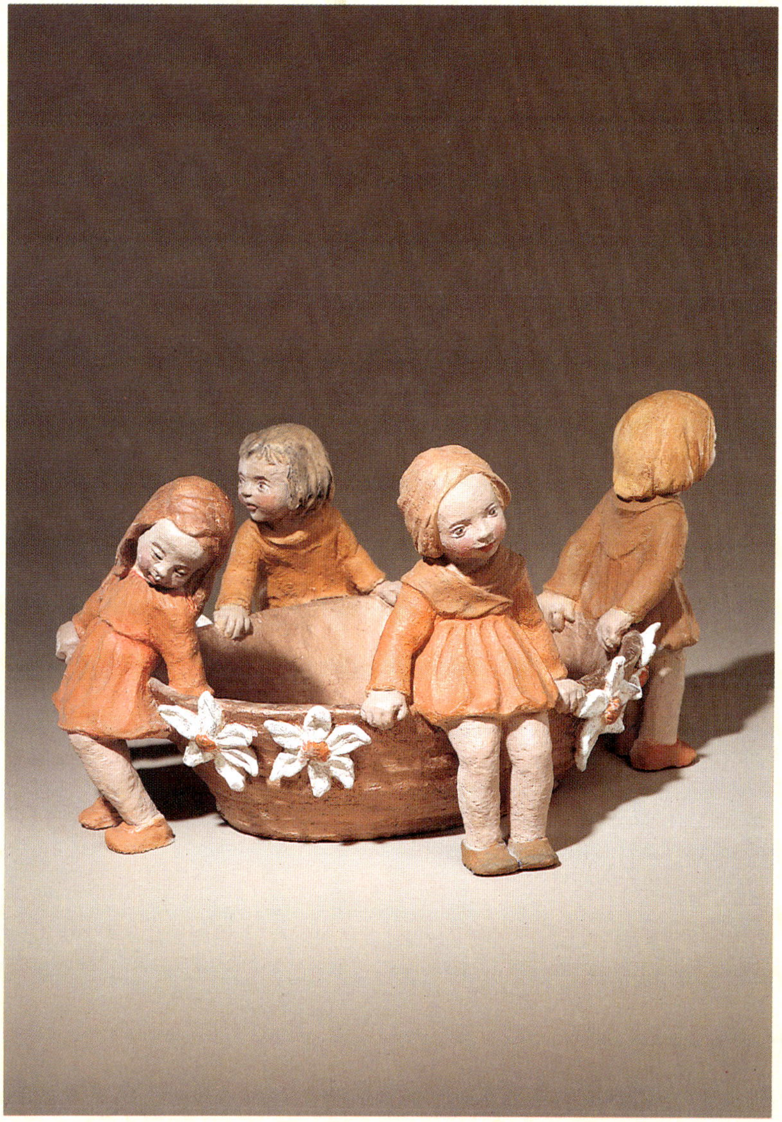

ERFÜLLTES WARTEN

„Im Leben gibt es Zeiten, da sieht es so aus, als ginge es nicht weiter. Das war damals, als wir die Schule beendet hatten.
Heidi entschied sich, wie das ihre Art ist, rasch, begann in der Buchhandlung Pannen eine Lehre. Doch ich? Zu tun hatte ich genug: Ich ging Mutter zur Hand und machte mich auch sonst hier und da nützlich. Vor allem aber, ich hütete überall, wo es nottat, die Kinder. Aber eine geregelte Arbeit auf Dauer war das wohl nicht."
Schwester Adelheid meldet sich zu Wort: „Oft kommt ein Auftrag ganz unverhofft. Ich war damals Lehrling bei Pannens. Eines Tages ließ Frau Pannen mich zu sich rufen. ‚Sag mal, Adelheid, vielleicht kannst du mir helfen? Unsere Hausgehilfin heiratet und hat deshalb gekündigt. Wer soll sich jetzt um die Zwillinge kümmern? Neulich ist mir ein junges Mädchen auf der Straße aufgefallen, das stets mit Kindern unterwegs ist. Kennst du vielleicht dieses Mädchen, das etwa in deinem Alter sein muß?' Da platzte ich heraus: Das kann nur meine Schwester Dorothea sein!"

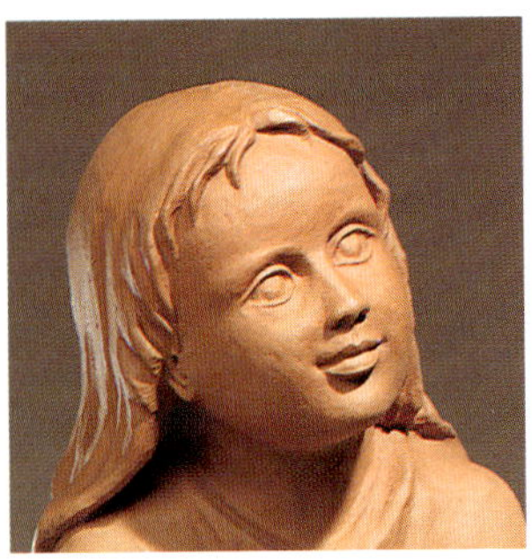

„So war es," lacht Schwester Dorothea. „Schon am nächsten Tag wurde ich als Kindermädchen engagiert.
Daheim half ich im Haushalt; dann marschierte ich zu Pannens, um die Zwillinge zu betreuen, zu nähen, zu stopfen und andere Dinge zu erledigen. Mehr als einmal geschah es, daß ich beim Strümpfestopfen vor Übermüdung einschlief. ‚Dorle, wach auf!' knörte dann Liesel, ‚erzähl' uns lieber 'ne biblische Geschichte!' Von biblischen Geschichten konnten Ruth und Liesel nie genug hören. Da saß ich dann und erzählte. Es war also doch keine leere Zeit. Ich habe das Erzählen gelernt, und die Zwillinge wurden zum Glauben geführt."

43

Die Lauschende Marburg 1983

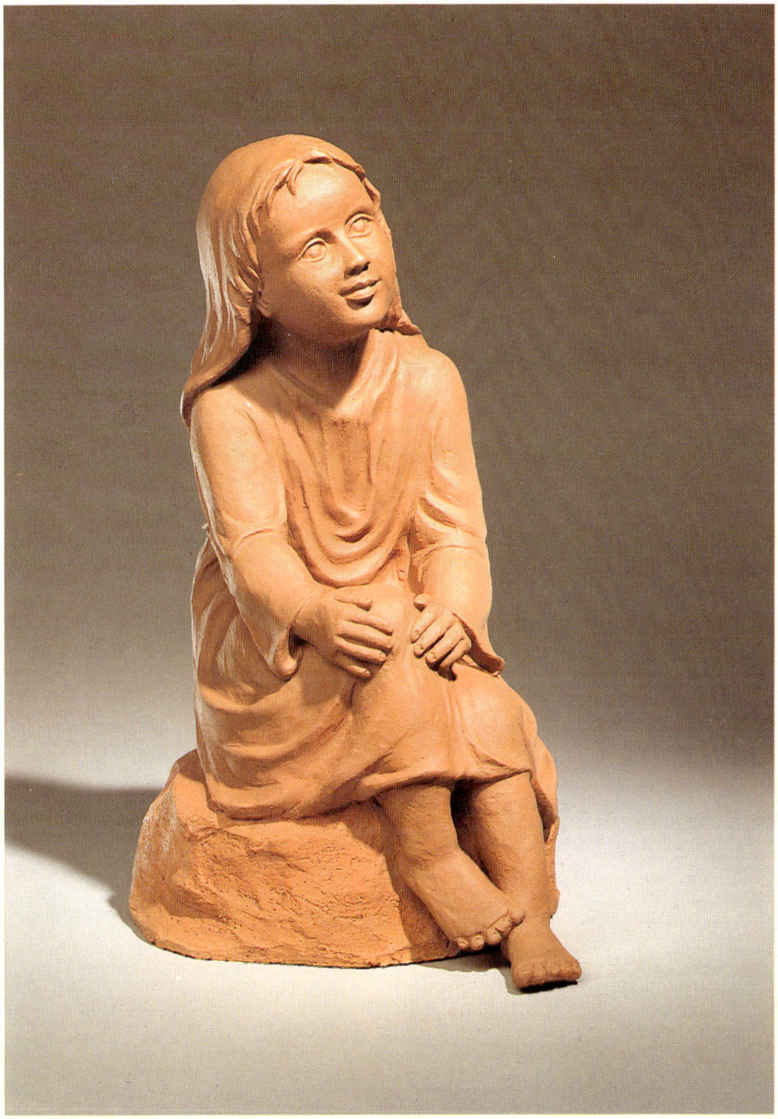

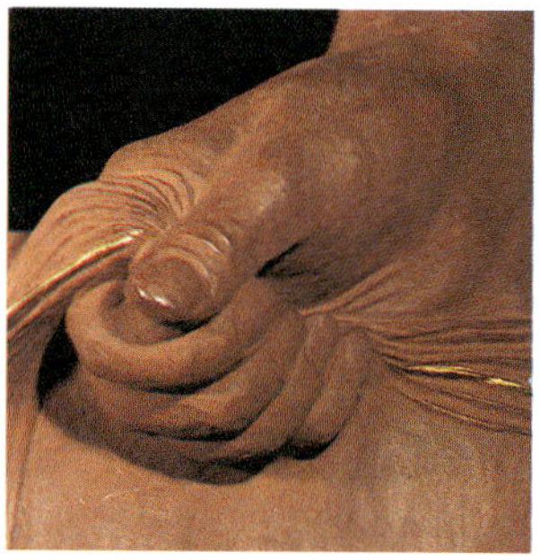

Gott sitzt am Webstuhl meines Lebens
und Seine Hand die Fäden hält.
Er schafft und wirket nicht vergebens,
wenn Ihm ein Muster wohlgefällt.
Mir will es manchmal seltsam dünken,
wie Er die Fäden so verwirrt,
doch niemals Seine Arme sinken,
wenn Er das Weberschifflein führt.

Und stille ich am Webstuhl stehe,
wenn Er auch dunkle Fäden spinnt,
den goldnen Faden ich nur sehe
und freu' mich dessen wie ein Kind;
denn ob es helle oder trübe,
aus allem glänzet doch hervor
der goldne Faden Seiner Liebe,
die mich zu Seinem Kind erkor.

Gott sitzt am Webstuhl Steinbach 1978

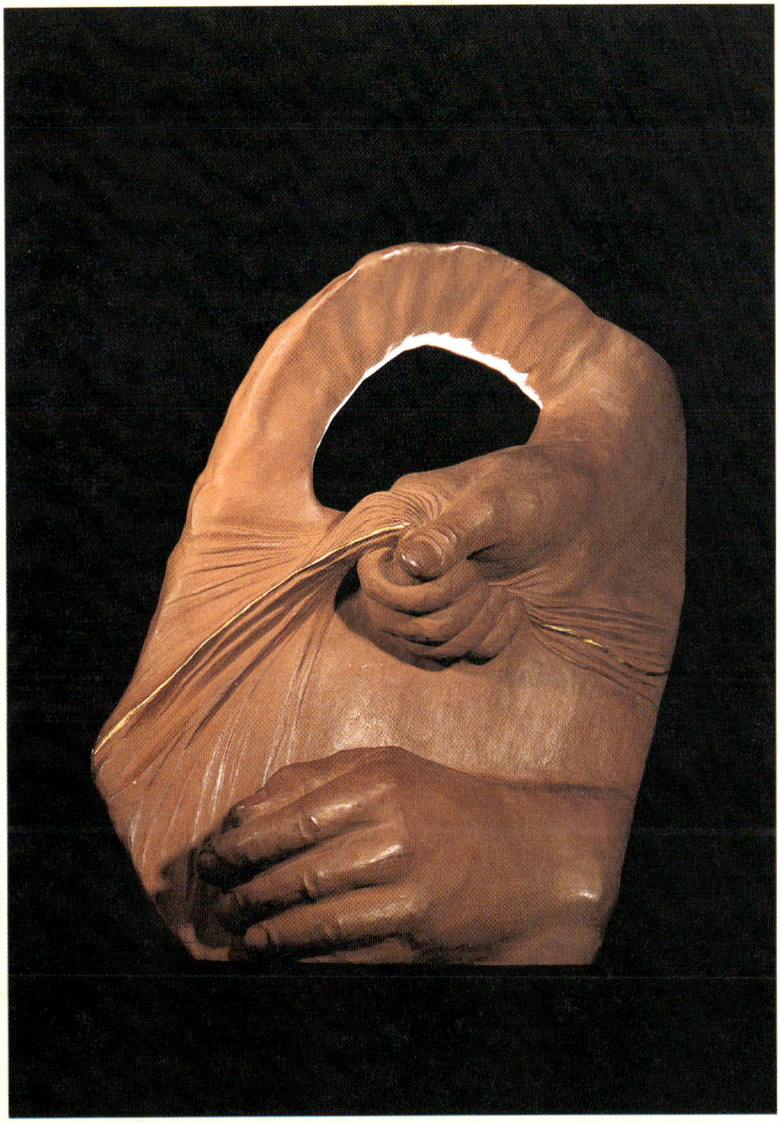

WEIHNACHTEN 1945

„Mit größter Mühe war es mir gelungen, den verkommenen Wirtshaussaal in Braubach zu entrümpeln und – so ganz neben all der anderen Arbeit – mit den Kindern ein Weihnachtsstück einzustudieren.

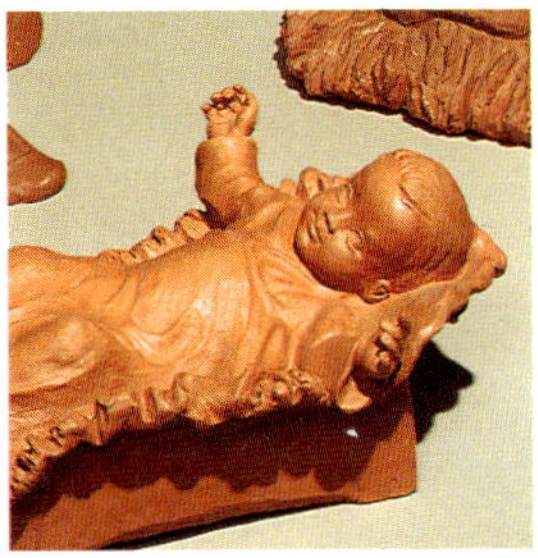

Und über allem die Sorge: Werden überhaupt Besucher kommen? Nach zwölf Jahren Kirchenverfolgung und heidnischer Propaganda; nach all diesem Morden und Brennen, bei all diesem Elend? Es war noch lange nicht so weit, da klopften sie schon an die Tür. Ob sie schon reinkommen dürften? Geht noch nicht, der elektrische Strom ist noch immer abgeschaltet, wir bauen gerade im Dunkeln alles für die Vorführung auf! Also stehen sie da in der Dunkelheit und trampeln sich warm. Der Strom ist wieder da, endlich. Und nun drängeln sie herein inunseren muffigen, eisigkalten Wirtshaussaal. Sogar ein paar Kerzen, trübe, selbstgebastelte Funzeln, die flackern und blaken. Ich stehe auf dem knarrenden Podium, winke sie alle näher. Heran mit euch, enger zusammen! Dann wärmt ihr euch gegenseitig! Und ich erkenne: Ihre Herzen sind schon warm. Von dem Licht, das aus der Krippe kommt, von der Weihnachtsgeschichte, die meine Kinder aufsagen, von dem Krippenspiel, das verkündet: Fürchtet euch nicht! Das hatte damals eine ganz besondere Bedeutung, ging jeden an. Sie alle hatten Grund, sich zu fürchten. Die einen vor dem, was sie getan; andere vor der ungewissen Zukunft; viele mußten um ihre Lieben fürchten, die sie noch nicht wiedergefunden hatten. Doch nun die frohe Botschaft ‚Fürchtet euch nicht; denn siehe, ich verkündige euch große Freude.' Das war die erste Weihnachtsfeier, die ich als Kindergartenleiterin ausgerichtet habe. Es war wohl auch meine schönste."

Mutterhaus Krippe   Marburg 1978

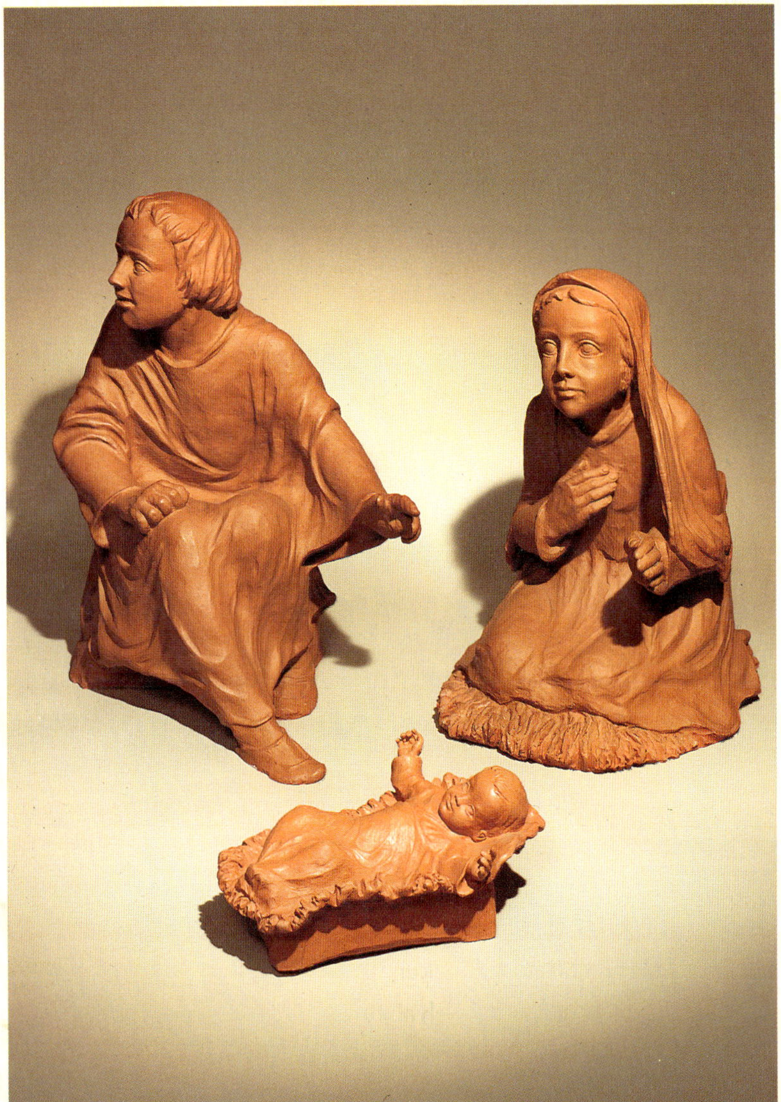

WENN KINDER BETEN

„Wenn Kinder beten – da fällt mir eine Geschichte ein. Es geht dabei um etwas ganz handfestes, nämlich ums Essen. Das war damals eine lebenswichtige Angelegenheit, weil es einem jeden scheibchenweise zugeteilt wurde. Die Sieger bestimmten, wieviele, besser gesagt, wie wenige Kalorien Erwachsene, Kinder oder Schwerarbeiter erhielten. Es ist, als sehe ich die halbverhungerten Kinder jenes Jahres 1945 wieder vor mir. Da saßen sie erwartungsvoll an den Holztischen und warteten begierig, daß ich das Pausenzeichen und damit die Erlaubnis zum Auspacken des mitgebrachten Frühstücks gebe. Was Mutti wohl zwischen die Doppelscheiben groben Mischbrotes gelegt haben mag? Nur Margarine, ganz dünn gekratzt? Oder Rübensaft? Oder vielleicht gar Butter, richtige Butter von der Kuh? Oder gar – das Wasser läuft einem im Munde zusammen – eine Scheibe Wurst? Eine ganz dünne nur, aber doch Wurst! Schon raschelt Papier. Einige können nicht länger warten, der Hunger tut weh. Halt! fahre ich dazwischen. Erst wird gebetet. Ich sehe mich um. Wer ist heute dran? Ach ja, du, Walter! Ich nicke dem Jungen zu, und der betet: ‚Komm, Herr Jesus, und sei unser Gast. Mal seh'n, was du uns bescheret hast!' Sie lachen? Von unsern Kindern hat damals kein einziges gelacht. Was Walter da betete, war ihnen allen aus dem Herzen gesprochen. Da sieht man, wie treffend Kinder schon beten können. Der fünfjährige Walter fand eigene Worte, um Gott das zu sagen, was alle im Herzen fühlten. Ich denke, so sieht echtes Gebet aus, wenn wir Gott sagen, was uns bewegt. Ganz schlicht und ungeschminkt."

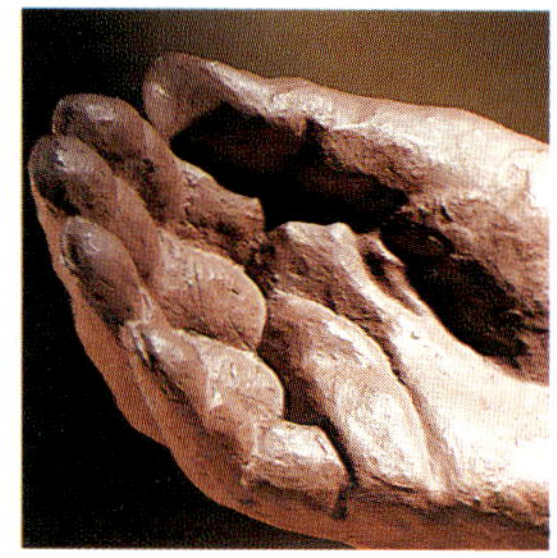

Laß Dich beschenken Steinbach 1970

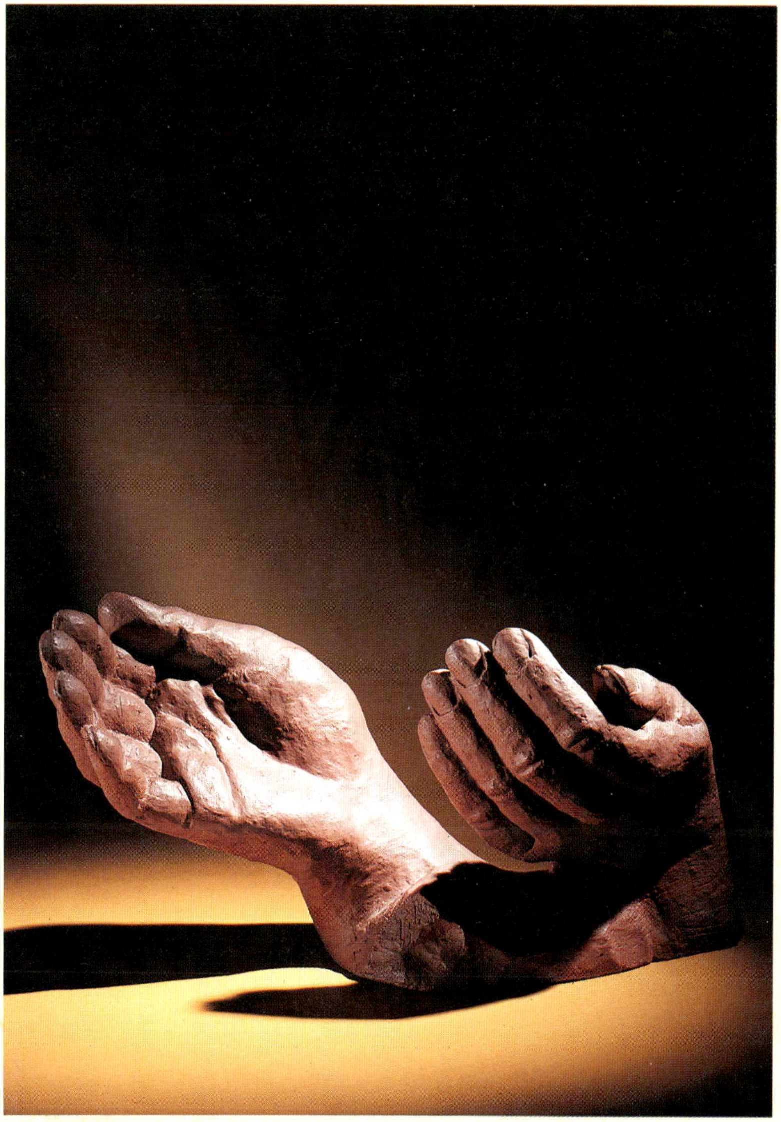

„DAS HIER MUSS BLEIBEN!"

„Styrum, das liegt so recht im Ruhrpott! Industrie, Rauch, graue Straßen. Und das Gebäude, in dem sich dieser Kindergarten befand? Ein grauer Kasten. Ich stürzte mich in die Arbeit. Eltern fanden sich, die tüchtig zulangten. Alles wurde freundlicher.
Und jetzt ist der Gemeinderat dran! Der muß uns mit Geld unter die Arme greifen. Also stelle ich einen Antrag für den weiteren Ausbau.
Und was tut in einem solchen Fall der Gemeinderat? Richtig! Er bildet einen Ausschuß, und der wieder eine Komission, die losgeschickt wird zum Lokaltermin.
Da sehe ich eines Tages die Komission anrücken. Sie stehen draußen und schütteln ihre Köpfe. Ich sehe, wie sie Blicke wechseln und das Todesurteil fällen: Zwecklos, hier auch nur einen einzigen Pfennig zu investieren. Immerhin, sie kehren nicht sofort um, kommen vielmehr zu uns herein. Sie wollen sich wohl überzeugen, daß es hier drinnen auch nicht besser aussieht.
Und dann geschieht's: Sie stehen nur da und staunen. Diese fröhlichen Kinder! In der Ecke da drüben: Puppenbabies zum Liebhaben. Schon hat sich die Dame vom Sozialamt auf das Bänkchen zwischen die kleinen Mädchen geklemmt und spielt mit. Ein Ratsherr studiert hingerissen, was sich in der Bücherecke an Kinderlektüre findet. Schon haben zwei Buben ihn in Beschlag genommen, zerren ihn zu einem Stühlchen: ‚Komm, Onkel, lies uns was vor – wie Schwester Dorothea!' Ich sehe, wie die Damen und Herren der Komission Blicke wechseln, und der Vorsitzende ergreift das Wort: ‚Schwester, als wir da draußen standen, waren wir uns einig: Der Kindergarten muß geschlossen werden! Aber jetzt, nachdem wir dies fröhliche Treiben miterlebt haben, da ist uns klargeworden: Ein solcher Kindergarten muß bleiben!'"

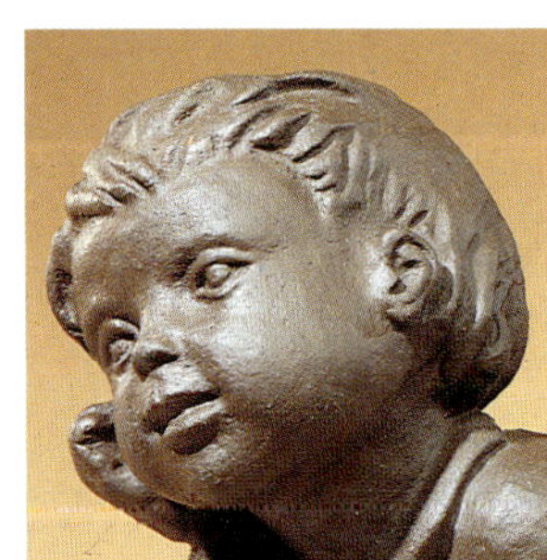

51

Der Lauser Marburg 1982

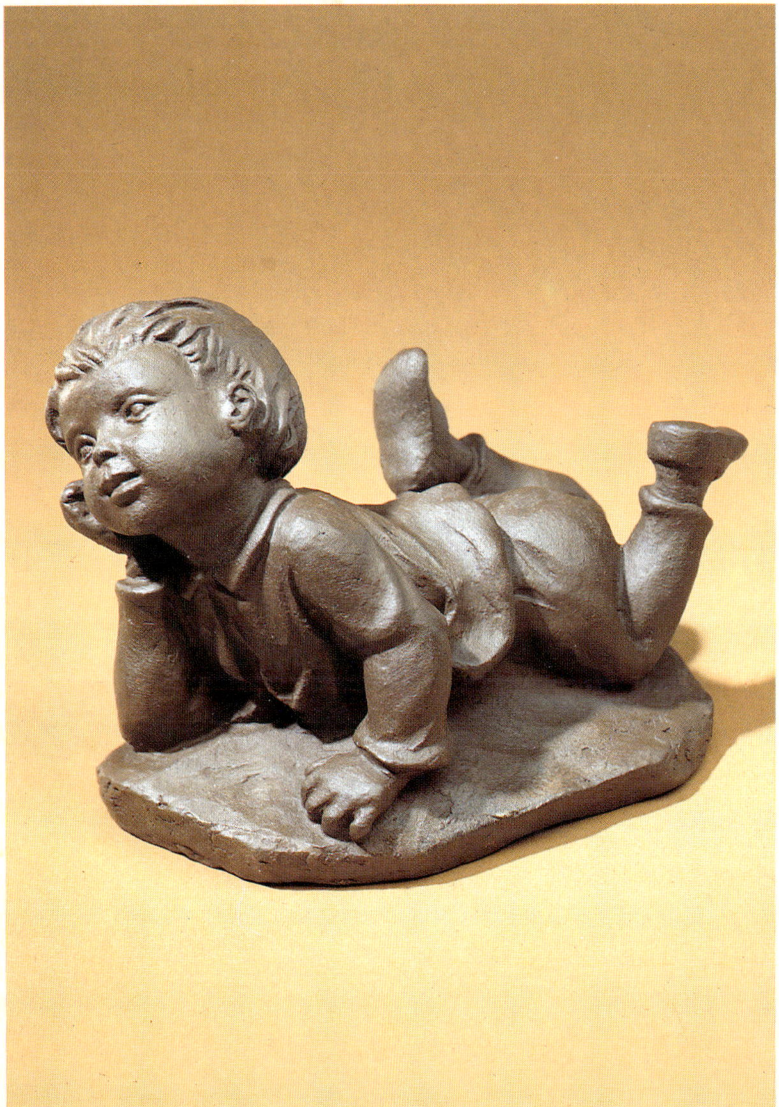

Der Höchste ist
deine Zuflucht

Psalm 91, 9

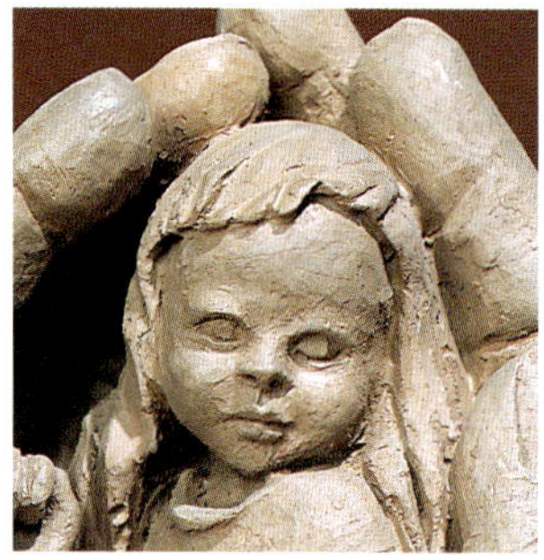

Zuflucht Bad Bergzabern 1965

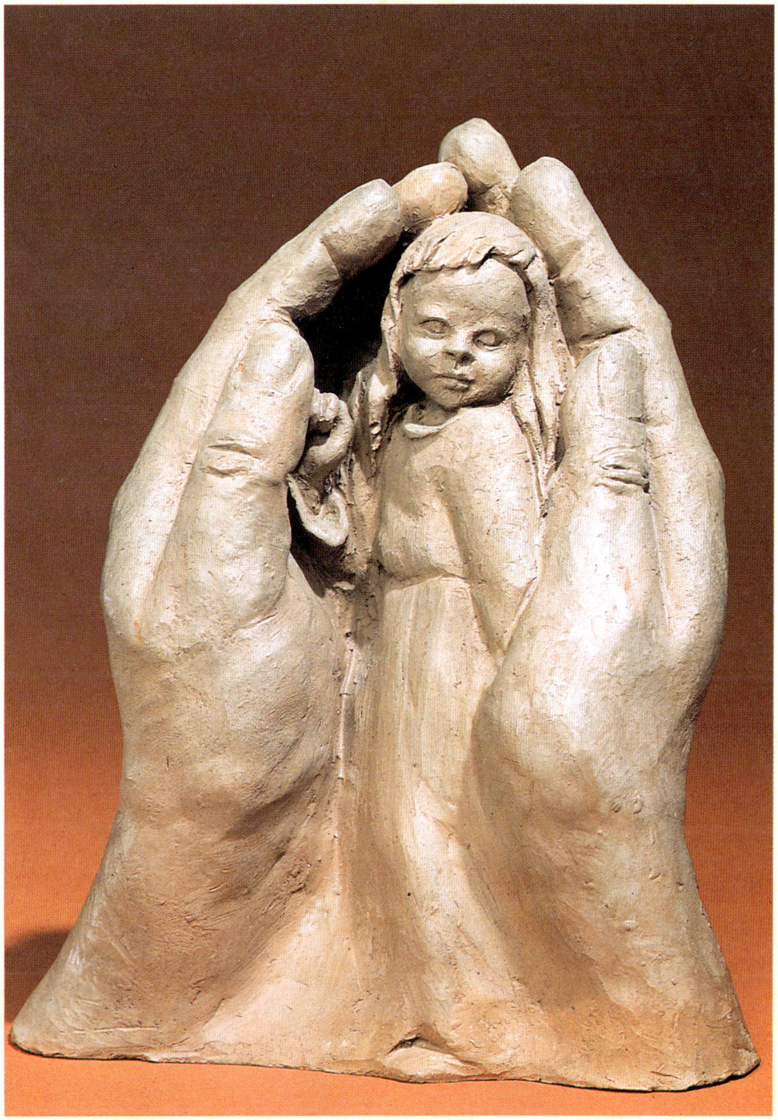

DER SPUCKER

„Ich hatte es oft mit Schwererziehbaren zu tun; Kindern, die es als Opfer häuslicher Verhältnisse früh gelernt haben, sich mit Zähnen und Klauen zu behaupten. Kinder, in Abwehr erstarrt, verbittert und vorzeitig alt.
Ein solches Kind war der Spucker. Er spuckte auf alles, auf die ganze Welt. Er spuckte ins Essen und in den Kakao, er spuckte den anderen Kindern ins Gesicht und seiner Kindergartenhelferin auf die Hände. Halb verzweifelt brachte die ihn zu mir: ‚Er hat mich schon wieder angespuckt', sagte sie und machte, daß sie fortkam.
Da saß er nun vor mir, sah sich – halb wütend, halb neugierig – um und spuckte auf den Teppich. Da kam mir die rettende Idee: Ich eilte nach nebenan, holte einen Eimer, stellte den vor ihn hin und sagte – ganz lieb und freundlich: ‚Ist doch schade, daß deine schöne Spucke so umkommt. Die müssen wir aufheben. Spucke hier tüchtig in den Eimer! Und wenn du ihn vollhast, dann werden wir ihn den anderen Kindern zeigen. Die werden staunen!'
Er hat gar nicht erst angefangen. Plötzlich hielt er sich die Hände vor's Gesicht und weinte, weinte herzzerbrechend. Und dann hat er mir von Zuhause erzählt: Der Vater der trank, die Mutter trieb sich auf der Straße herum. Und alle, auch das halbe Dutzend großer Geschwister, prügelten auf dem Kleinen herum. Und dem war nur eines geblieben: Spucken! Ein Kind, das sich nur durch Spucken wehren kann. Ein Kind, das sonst keine andere Waffe hat, sich zu verteidigen."

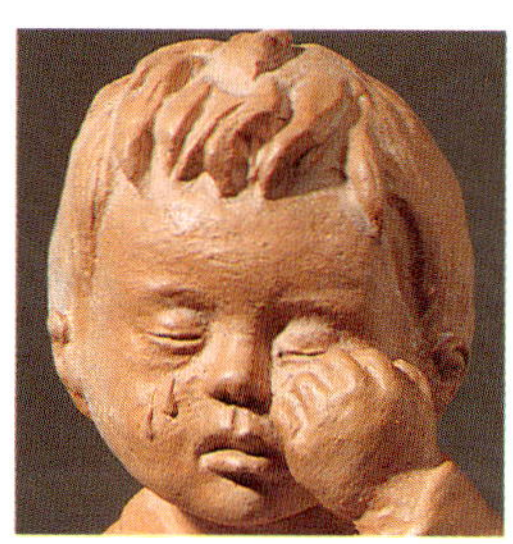

Keiner will mich haben Marburg 1984

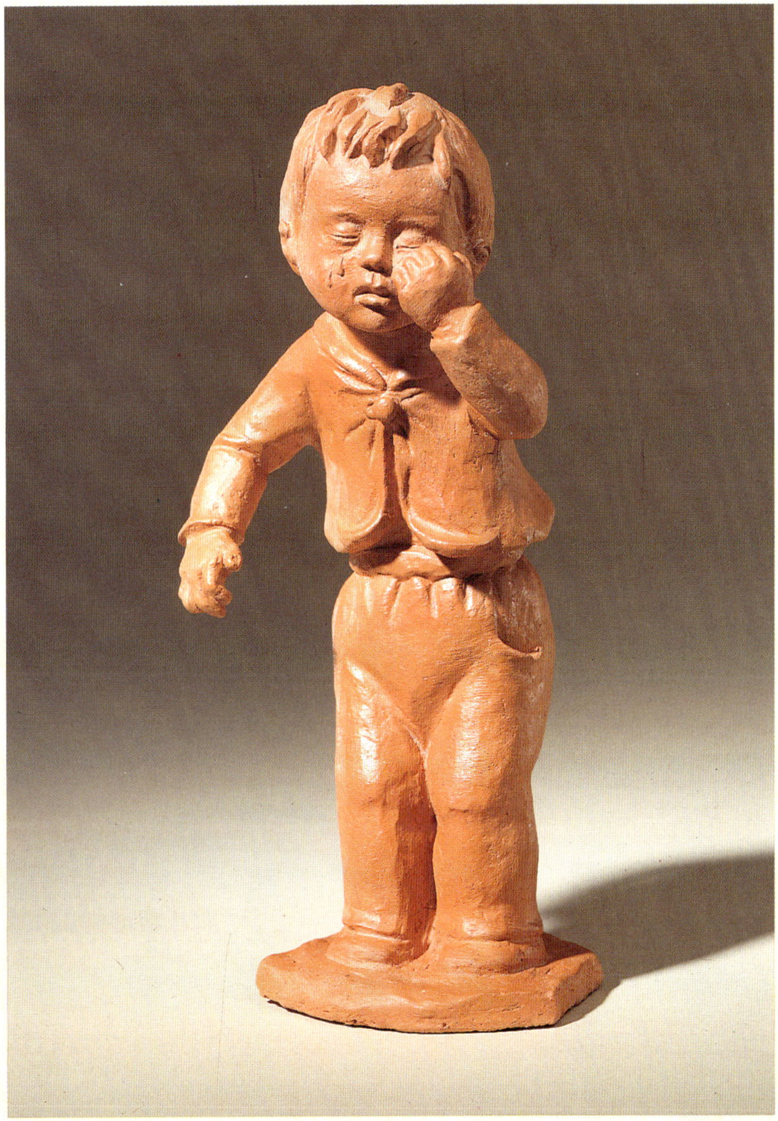

DER DUCKER

„Mit dem Ducker war es besonders schlimm. Als man ihn zu uns brachte, war sein Körper mit Striemen und blutunterlaufenen Flecken übersät. Nun, die verschwanden im Laufe der Zeit, nicht aber die Angst, die diesen kleinen Kerl beherrschte. Nein, man brauchte nicht erst die Hand zu heben, es genügte schon, daß man auf ihn zuging, und schon duckte er sich und hob beide Ärmchen abwehrend über den Kopf. Am liebsten drückte er sich in eine dunkle Ecke. Von dort beobachtete er argwöhnisch das Treiben der anderen Kinder. Sobald sie aufschrien, kroch er in sich zusammen. Prügelten sie sich, was nicht gerade selten vorkam, dann hielt er sich die Hände vors Gesicht und knirschte mit den Zähnen. Selbst bei Tisch ließ er nicht ab, sich zu ducken und Abwehrbewegungen zu machen. Sah ihn jemand scharf an, dann duckte er sich unter die Tischkante; ging jemand zufällig hinter ihm vorbei, glitt er lautlos unter den Tisch. Das Schlimmste aber: Den anderen Kindern machte das Spaß, Riesenspaß sogar! ‚Duck dich!' schrien sie und fuchtelten mit den Fäusten vor ihm herum. ‚Ducker! Ducker!' höhnten sie und schnitten Grimassen. Und er duckte sich, lief und verkroch sich. Es ist mir nicht gelungen, ihn von seiner Angst zu befreien. Er blieb der Ducker. Es gibt Kinder, die so gequält worden sind, daß ihnen kein Mensch mehr helfen kann, kein Mensch. Und doch sind auch sie Gottes liebe Kinder!"

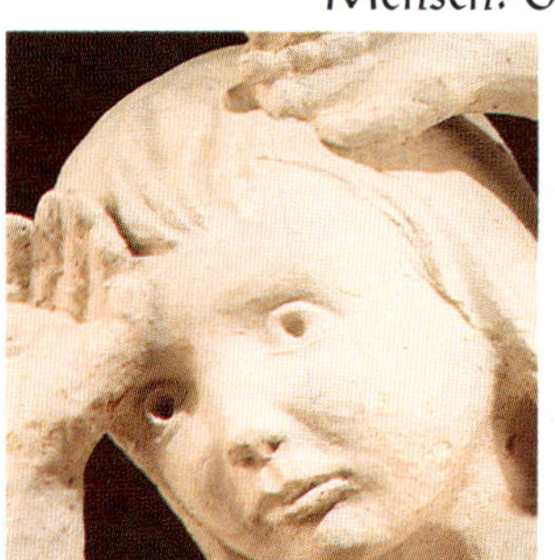

Abwehr Steinbach 1974

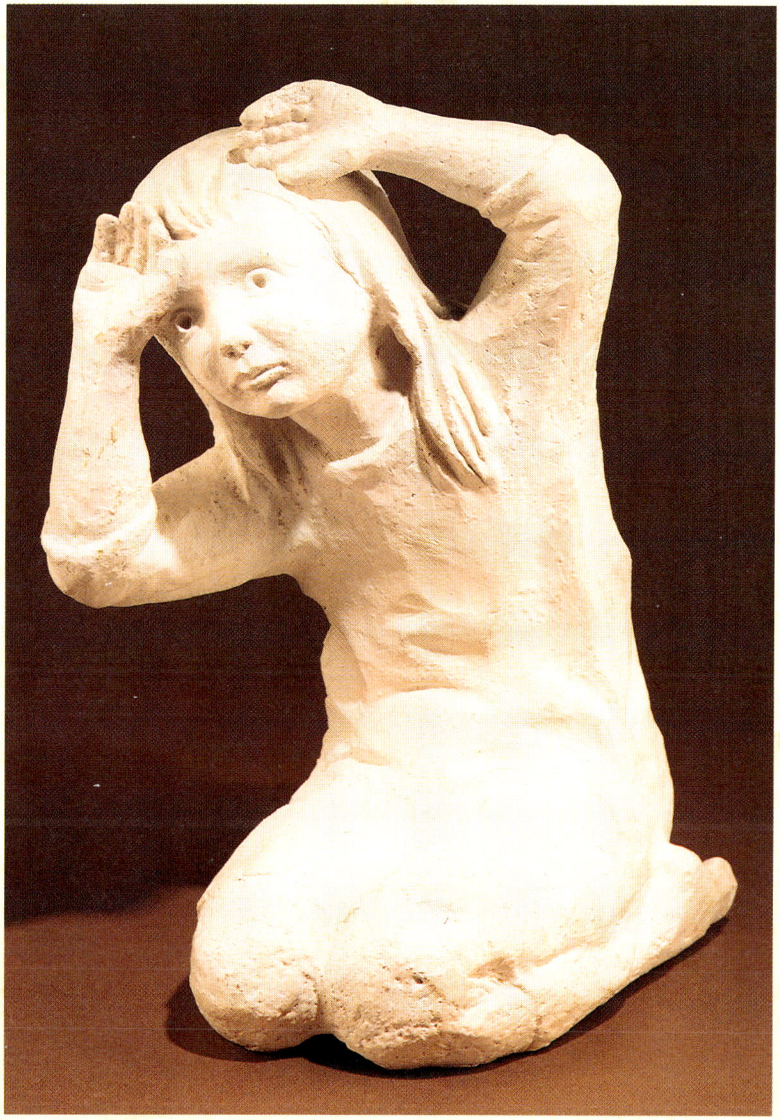

SCHWIERIGE KINDER?

„Man redet viel über schwierige Kinder, aber meist sind die Erwachsenen es, die mit ihren eigenen Schwierigkeiten nicht fertig geworden sind und sie auf die Kinder übertragen haben. Mit solchen Kindern ist dann der Umgang schwierig.
Eines Tages bringen meine Helferinnen mir den Philipp, einen richtigen Zappelphilipp! Er kann nicht einen Augenblick stillhalten. Ein Kind voll innerer und äußerer Unruhe. Ich tue, als beobachte ich ihn nicht, mache mir Notizen. Er ist verlegen und läßt seine Augen verstohlen im Zimmer umherschweifen. Das Bild an der Wand! Ein Junge, dem die Tränen übers Gesicht laufen. Fasziniert starrt Philipp auf das Foto. Und dann fragt er: ‚Warum weint der Junge?' Langsam habe ich das Gesicht gehoben, sehe jetzt Philipp an. Ich erhebe mich und trete langsam zu ihm. Er zuckt zusammen, als ich meine Hand auf seine Schultern lege. ‚Ja, warum weint er wohl? Was meinst du denn?'
Philipps verkrampfte Haltung löst sich. Er redet, sprudelt die Worte nur so aus sich heraus, alles, was ihm das Herz bedrückte und ihn traurig und widerspenstig machte. Kein schwieriges Kind, nur ein trauriges Kind, das Liebe sucht. Ein Kind, das Liebe suchte und sie hier fand."

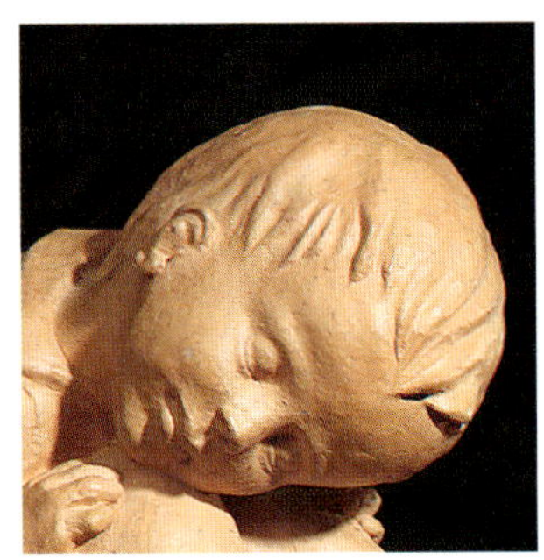

Nicht erwünscht Steinbach 1978

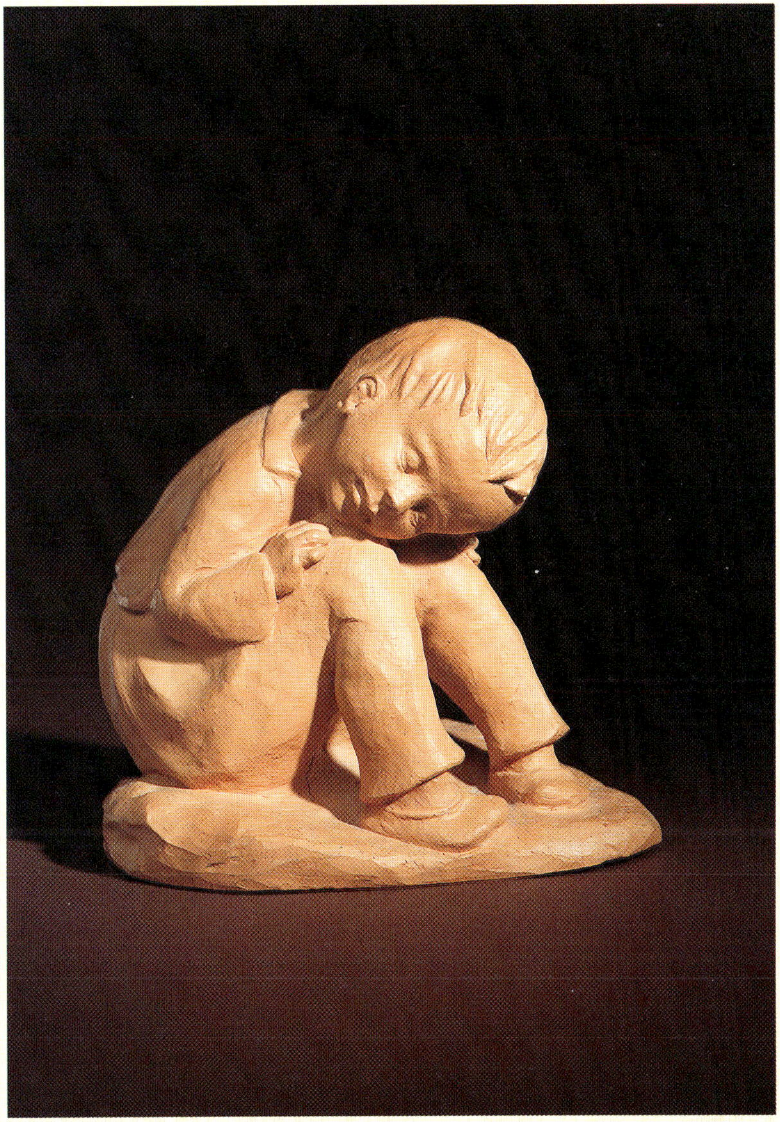

ABSCHIED VOM KINDERGARTEN

„Am 31. März 1980 endete meine Dienstzeit im Kindergarten Steinbach. Zum Abschied gab es eine schöne Veranstaltung. Nach der Rede des Herrn Bürgermeisters läßt sich der Herr Schulrektor nicht lange bitten. Also gibt er der aufmerksam lauschenden Gemeinde einen Bericht über meine zwölf Dienstjahre. Doch was ist das? Immer wieder redet ein Stimmchen dazwischen, zaghaft zuerst, dann lauter und endlich mit Nachdruck: ‚Hier bin ich, Schwester Dorothea, hier!' Der Rektor runzelt die Stirn. Er ist es nicht gewohnt, daß man ihn beim Reden unterbricht. Welche freche, kleine Krabbe wagt es, ihm dauernd dreinzureden? Jetzt bin auch ich aufmerksam geworden und blicke hinüber in die Ecke, aus der das aufgeregte Wispern kommt. Aha, die kleine Bebs! Natürlich, wer auch sonst? Immer hängt sie mir am Schürzenzipfel, will auch jetzt unbedingt her zu mir. Und nun haben wir Augenkontakt, nichts kann die Bebs mehr halten, sie drängelt sich durch, rennt auf mich zu, fällt mir in die Arme. Betroffen schweigt die Gemeinde. Doch der Herr Rektor lacht hell auf: ‚Was soll ich noch viele Worte machen? Hier sehen Sie das vor sich, was ich mit Worten niemals so treffend beschreiben könnte: Schwester Dorothea und ihre Kinder!'"

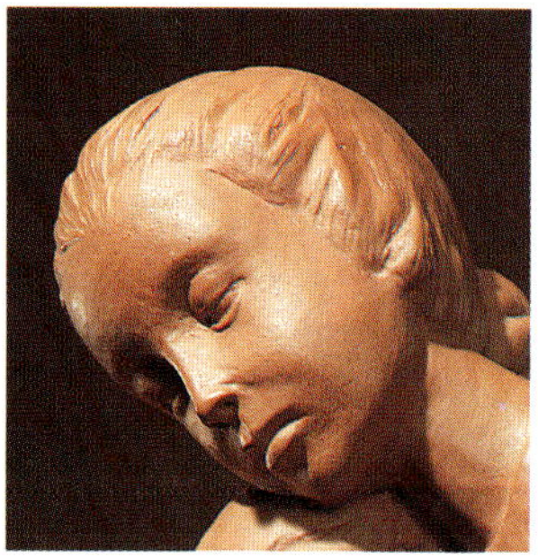

Mutterliebe Marburg 1979

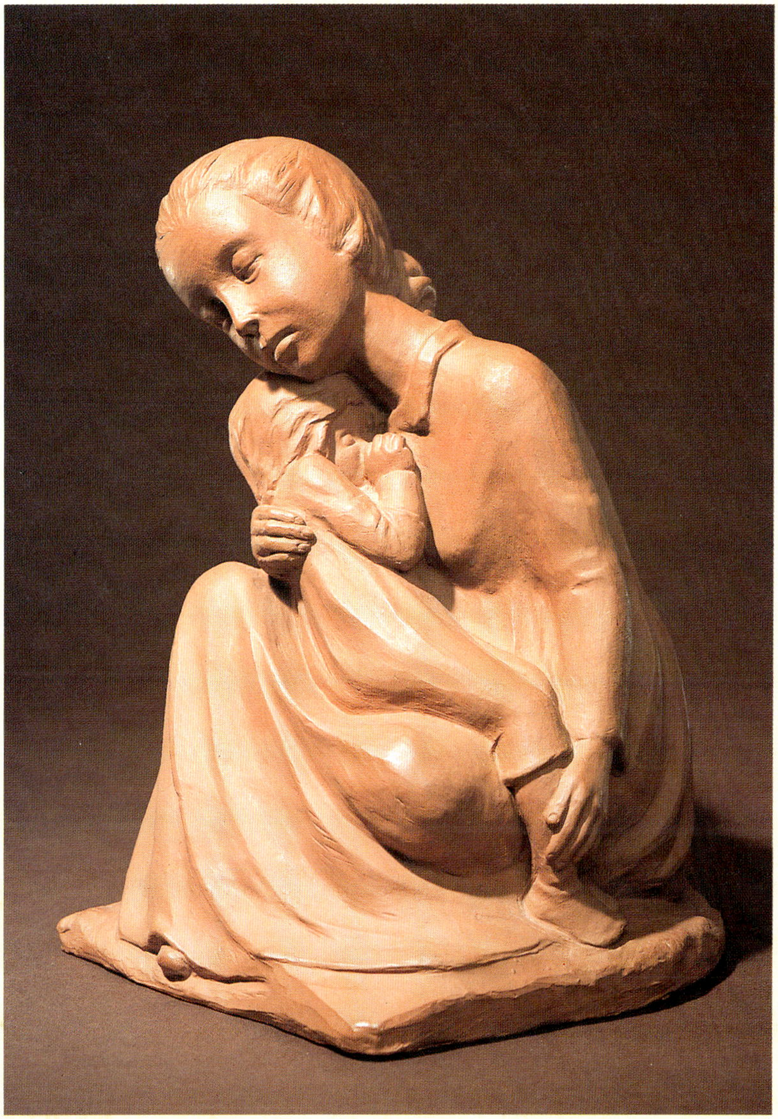

Du kamst, du gingst mit leiser Spur,
ein flüchtiger Gast im Erdenland;
woher? wohin? wir wissen nur:
Aus Gottes Hand, in Gottes Hand.

Ludwig Uhland

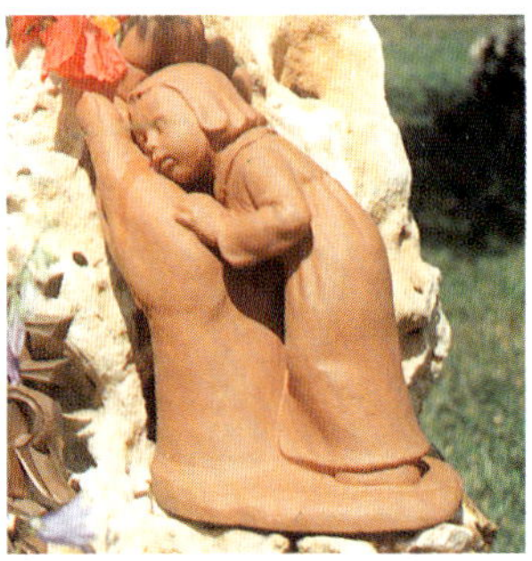

Kindergräber Marburg 1983 – 1985

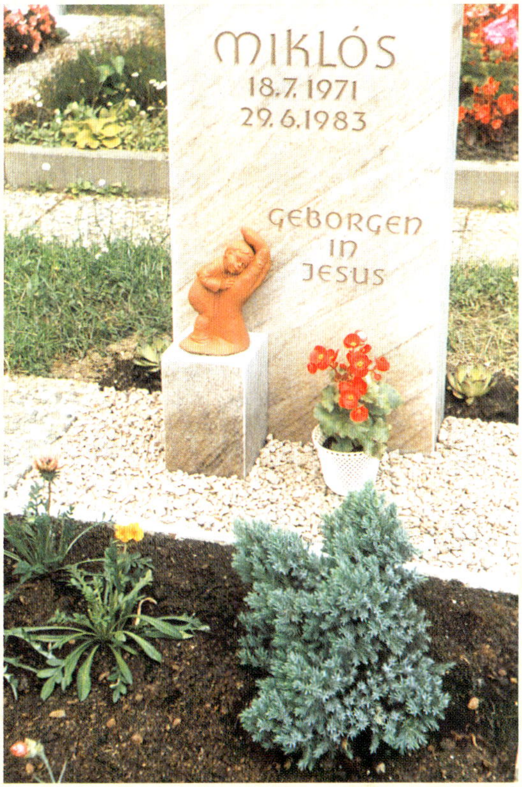

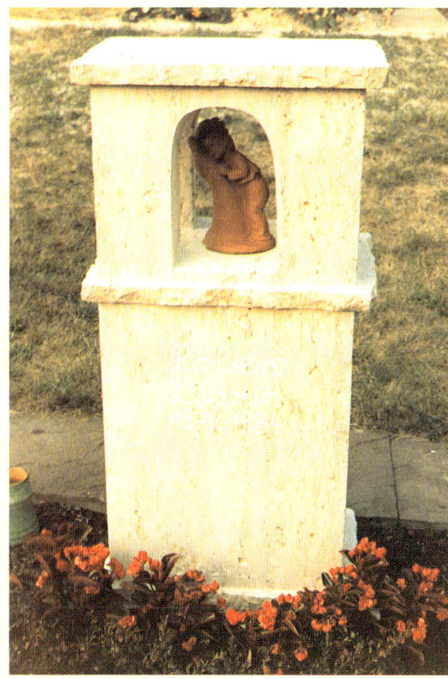

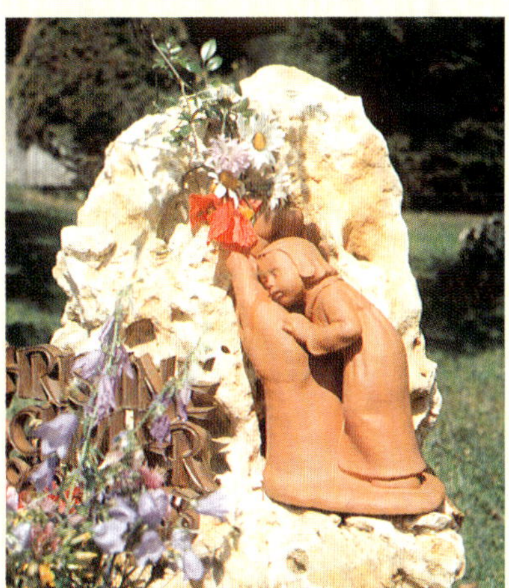

DAMALS UND HEUTE

„Wir konnten im Oktober 1987 unser 50. Diakonissen-Jubiläum feiern. Wir hatten uns damals, als wir freudig und getrost ins Mutterhaus eintraten, ganz dem Herrn Jesus gegeben. Heute findet sich kaum ein junges Mädchen, das sich noch zum Dienst entscheidet. Man will verdienen, aber nicht dienen! Wir taten unseren Dienst für ein geringes Taschengeld. Freie Station genossen wir, ein Zuhause im Geschwisterkreis. Dafür sagten wir all dem, was man heute Selbstverwirklichung nennt, ab, verzichteten auf eigene Familie, auf Ehe und vieles andere, was man nach landläufiger Ansicht braucht, um glücklich zu sein. Unser Glück waren die Kinder, die heimatlosen, die verstoßenen, die ungeliebten, die unwillkommenen Kinder. Wir verwirklichten uns in der Pflege der Alten und Kranken, der Schwachen und Behinderten.
Und trotzdem, hier und da findet sich immer noch eine, die zum Dienen bereit ist. Wenn Gott will, finden die Menschen wieder zur Liebe zurück, entdecken, daß Dienen der schönste Weg zum Glück ist."

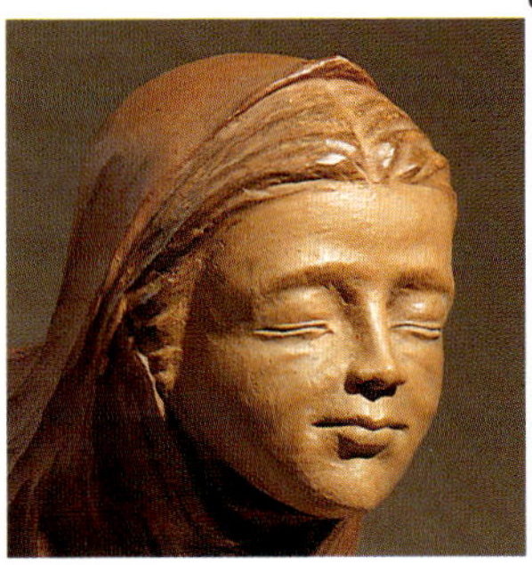

Ich will noch geringer werden   Steinbach 1977

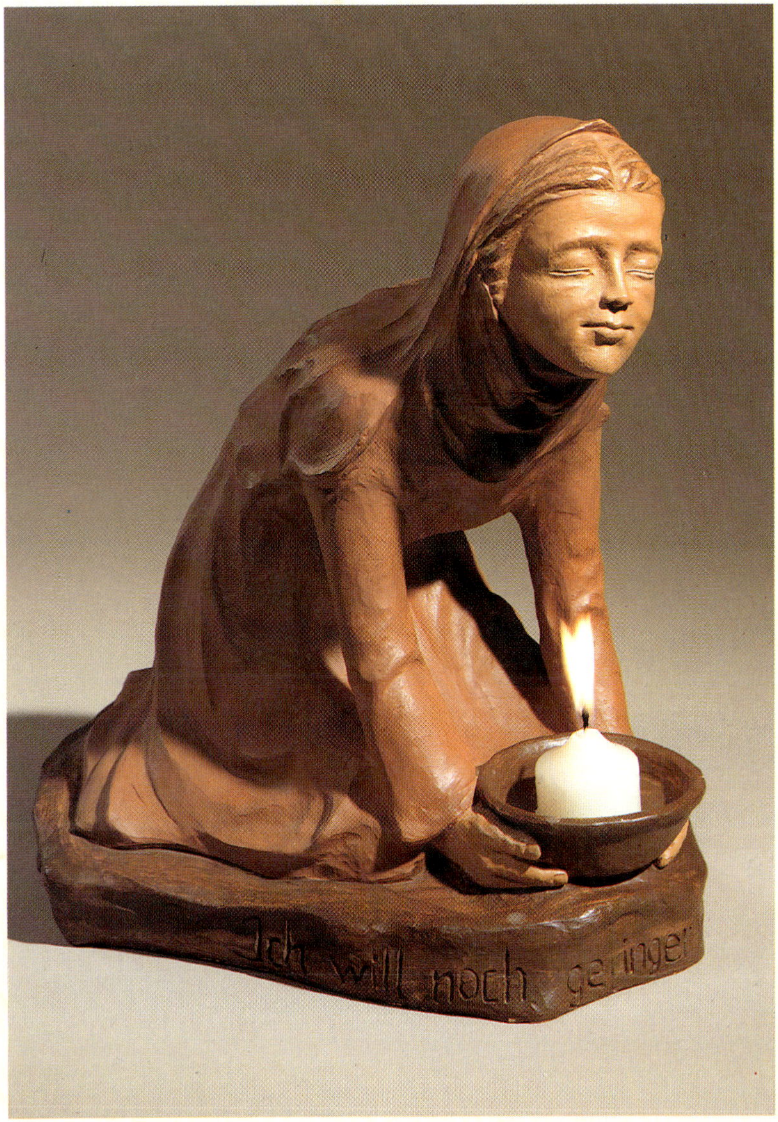

KINDER BLEIBEN KINDER

„Ob sich die Kinder geändert haben? Ich kann dazu nur sagen, was ich bei Kindern im Vorschulalter festgestellt habe. Gewiß, sie sind heute anspruchsvoller, vielleicht sogar verwöhnt, aber in ihrem eigentlichen Wesen sind sie – genau wie damals in der Nachkriegszeit – Kinder. Sie sind verspielt, träumen voller Phantasie. Vielleicht nicht gerade von den Märchen meiner Kindheit, sondern von einem Raumschiff, kurz und gut von dem, was da gerade in den neuesten Bilderheften angeboten wird. Egal, ob Hexen oder Außerirdische, Kinder in diesem Alter sehen diese Gestalten als lebendige Wirklichkeit, nehmen sie in die Träume ihrer Phantasie auf und lassen sich von ihnen emportragen. Die Verkehrsmittel der Phantasie sind heute andere als damals, doch die Phantasie, die sie besteigt, nutzt sie auf ihre eigene Weise."

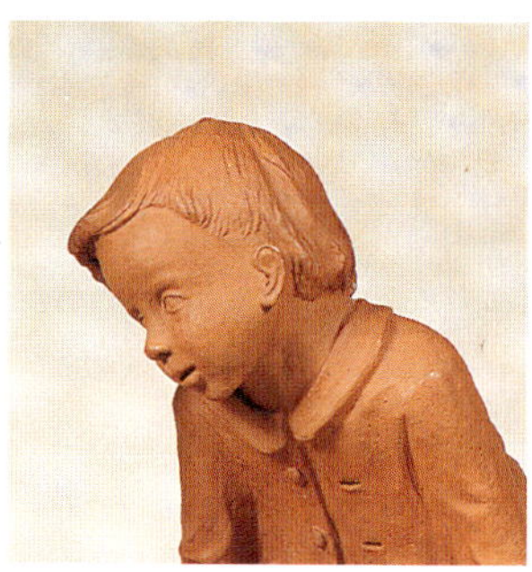

Ernsthaftes Spiel Marburg 1982

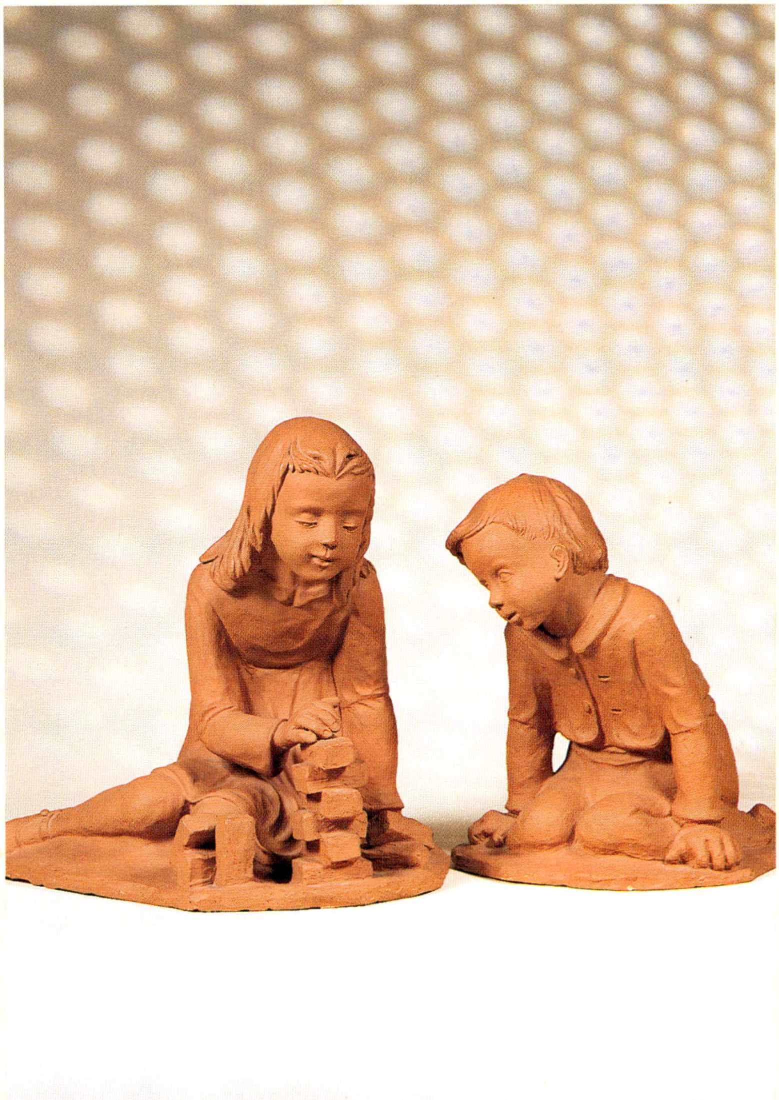

DIE UNZERTRENNLICHEN

„Meine Schwester Adelheid und ich waren eigentlich immer unzertrennlich. Man hätte uns fast für Zwillinge halten können, wenn auch nicht für eineiige. Unsere Kindheit verbrachten wir zusammen, die gesamte Schulzeit und auch bei Familie Pannen, wo Adelheid ihre Buchhändlerlehre machte, war ich als Kindermädchen beschäftigt. Und schließlich traten wir auch zusammen ins Mutterhaus ein.
Erst meine Berufung nach Braubach brachte uns beiden die Trennung. Von nun an mußte ich meinen Weg allein gehen. Nicht ganz allein, denn wir haben immer füreinander gebetet und aneinander gedacht. Unzertrennlich blieben wir selbst dann, wenn Meilen zwischen uns lagen. Nun, auf unsere alten Tage, sind wir wieder vereint und helfen einander. Adelheid führt ja das Sekretariat, und manche sagen scherzhaft, sie sei meine Managerin. Doch neuerdings hilft Heidi mir auch beim Modellieren. Wenn der Auftrag groß ist und die Zeit drängt, macht sie ein paar Vorarbeiten. Wir sind in vielen Dingen ein gutes Gespann. Ja, wir sind die Unzertrennlichen!"

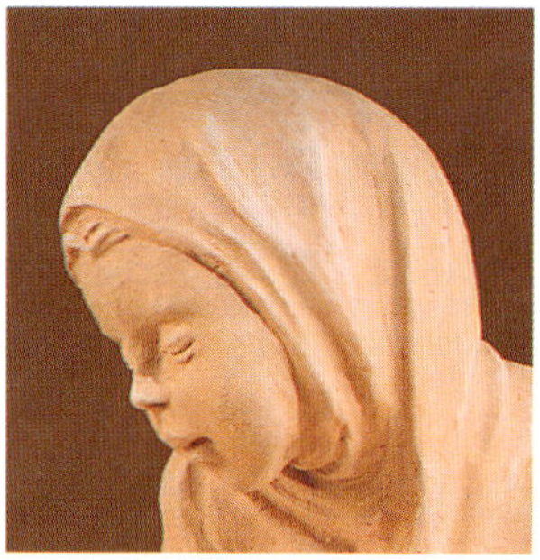

Zwiesprache Marburg 1986

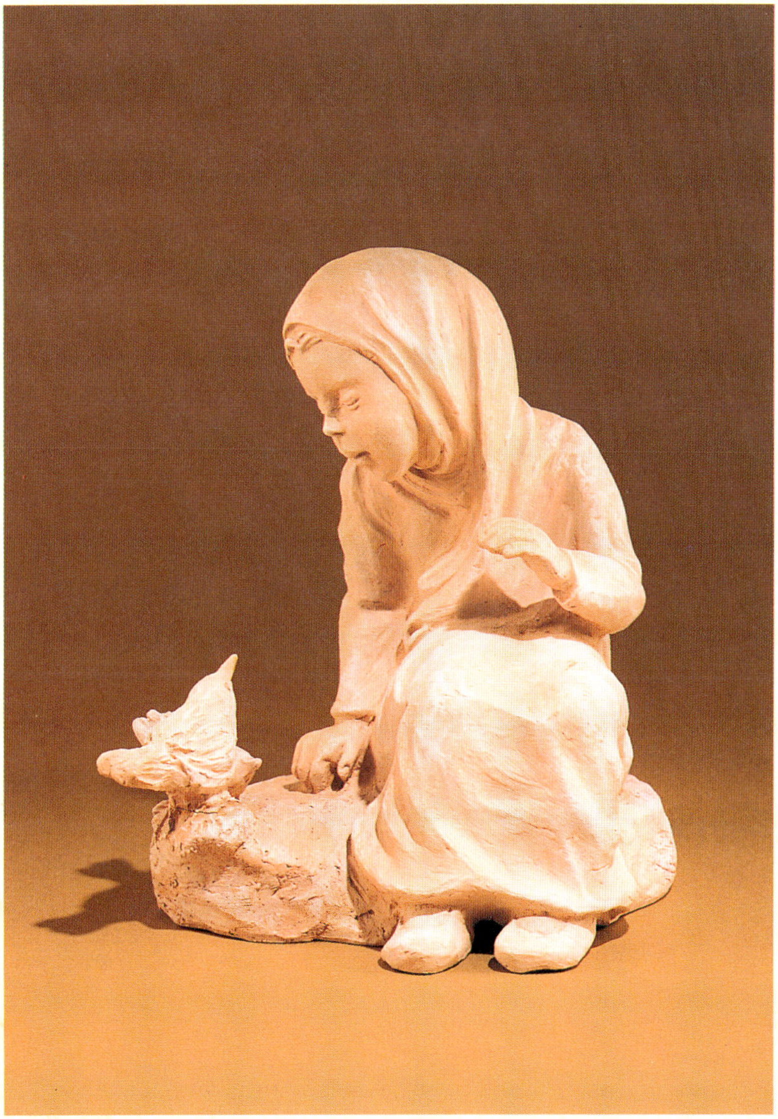

DIE KLEINE GEIGERIN

„In Gevelsberg war eine Ausstellung meiner Werke. Zwischen den Plastiken, Fotos und Postern eine buntgemischte Besucherschar. Plötzlich ein Händeklatschen: ‚Meine Damen und Herren, wir haben noch eine besondere Überraschung für Sie. Die kleine Brunhild – drei Jahre alt – wird uns jetzt ein Liedchen auf ihrer Geige vorspielen'.
Die Mutter braucht der Kleinen nicht erst ermunternd zuzunicken, schon macht Brunhild zu mir her einen artigen Knicks, setzt die Minigeige ans Kinn und fiedelt los. Keine reife Kunst natürlich, wer wollte die von einer Dreijährigen verlangen. Aber sauber in der Bogenführung und rein im Ton. Stürmischer Beifall belohnt die Leistung.
Hinterher saß ich noch mit den Eltern zusammen. Wir hatten bereits voneinander gehört, da Brunhilds Vater zwei Tanten hat, die bei uns Diakonissen sind. Und am Ende wagt Brunhilds Mutter die Frage: ‚Wäre es nicht hübsch, Schwester Dorothea, wenn sie auch mal eine kleine Geigerin als Plastik gestalten?' Und da habe ich mich prompt an die Arbeit gemacht. Die Statue steht jetzt in Brunhilds Zimmer. Nun, Brunhild geht inzwischen schon zur Schule, aber noch immer musiziert sie – zusammen mit ihren Schwestern – hin und her in den Gemeinden."

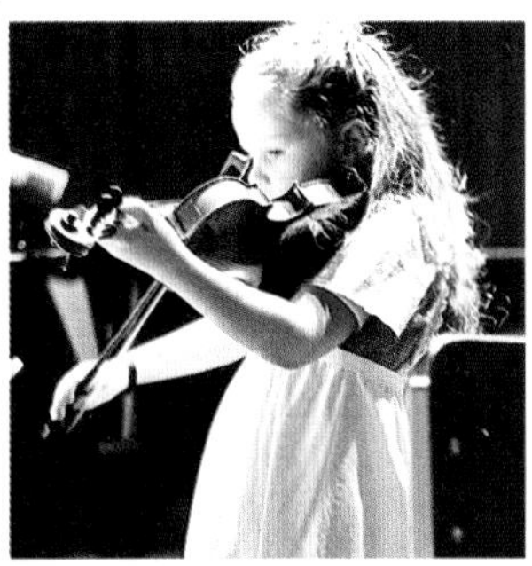

Die kleine Geigerin   Marburg 1986

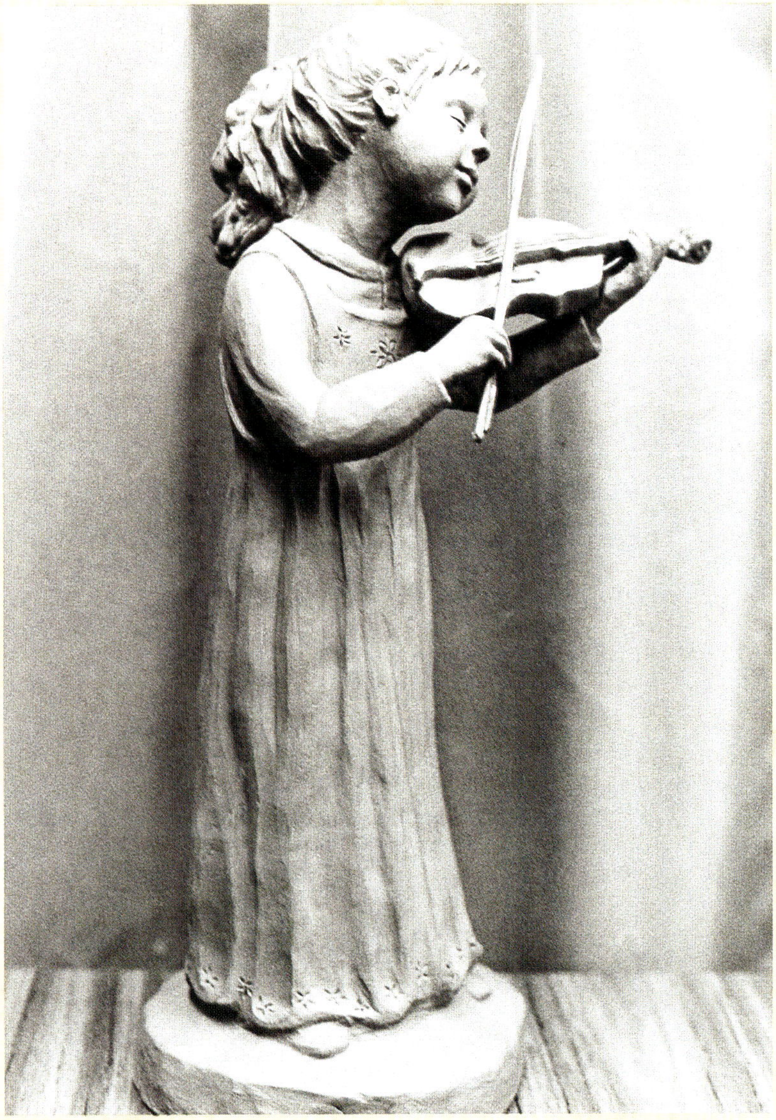

Wer weiß das Haus, wer weiß den Raum,
die sich für mich noch schicken?
Wer weiß den Garten und den Baum,
die mich forthin erquicken?
O Herregott, das weißt nur du,
dir ist es nicht verborgen.
Drum weicht, ihr Sorgen, laßt mir Ruh!
Gott will mich wohl versorgen!

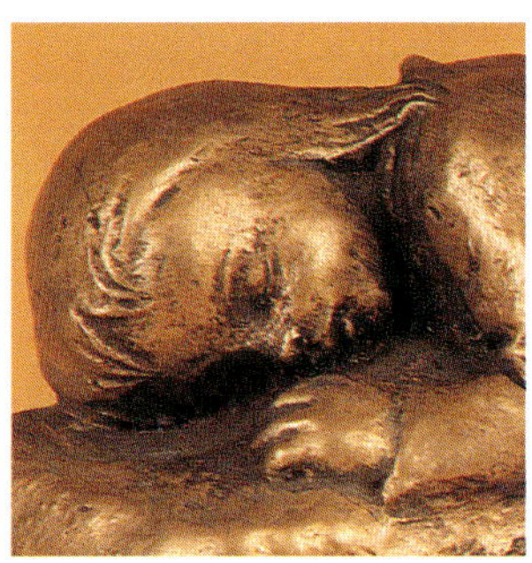

Müde geworden Steinbach 1975

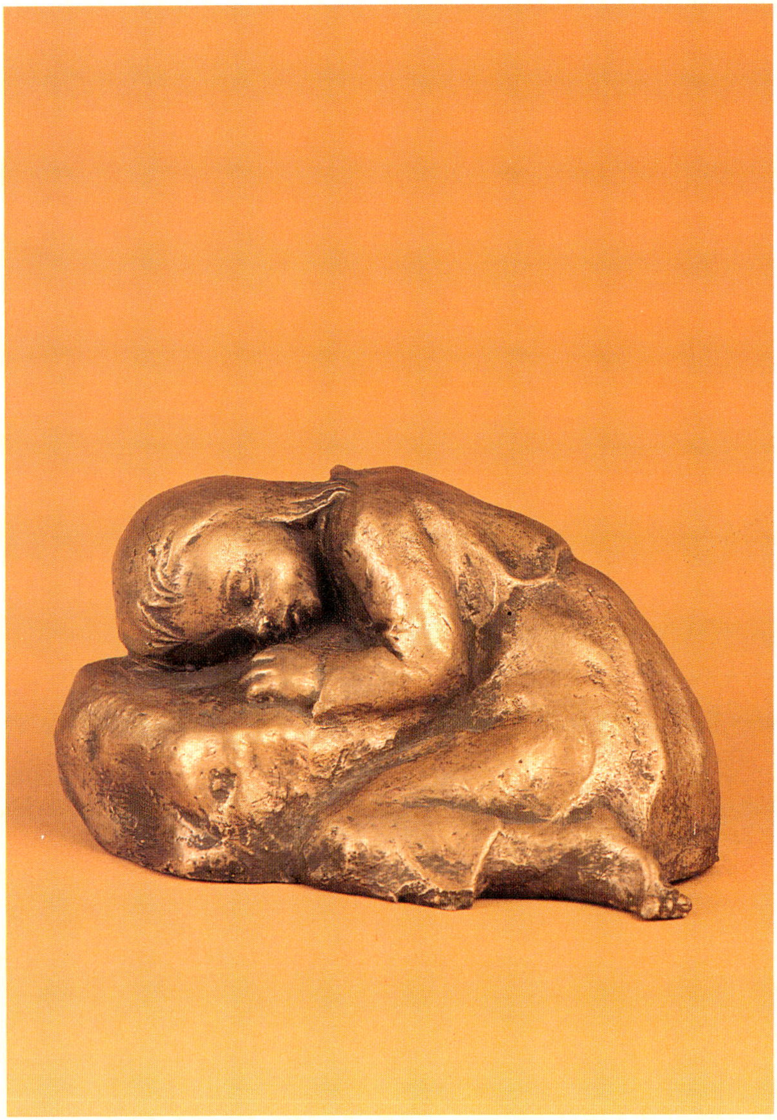

DIE FRÖHLICHEN MUSIKANTEN

„Die Leiterin der Stahmer-Schulen in Aschau schrieb an mich: ‚Liebe Schwester Dorothea, können Sie wohl etwas schaffen, was den kranken und behinderten Kindern hier in unserer Klinik Trost und Freude schenken kann?' Ich habe lange nachgedacht, wie eine solche Plastik aussehen müßte. Ich kam zu dem Ergebnis, Kinder müssen es sein! Denn niemand kann kranke Kinder besser trösten als eben Kinder. Doch auf welche Weise kann man kranken Kindern Freude machen? Mit Tanzen, Toben oder Spielen? Nein, das würde behinderte Kinder nur noch trauriger stimmen. Weil sie selber das nicht mitmachen können!

Musizieren! Ja, das war es. Und so formte ich fröhliche, kleine Musikanten aus dem Ton. Und als sie fertig waren, da schickte ich sie auf die Reise, von Marburg nach Aschau, von Hessen nach Bayern.

Dann kam ein begeisterter Dankbrief und eine Einladung. Ich war glücklich, daß ich hingefahren war. Frau Gertrud Stahmer als Stifterin, der Chefarzt, die Oberin und all die anderen vom Krankenhaus. Vor allem aber die Kinder selbst! Schwer zu sagen, wer sich am meisten gefreut hat. Wahrscheinlich die Kinder aus der Klinik, die jetzt unter der Anleitung einer Schwester musizierten, um es den fröhlichen Musikanten gleichzutun."

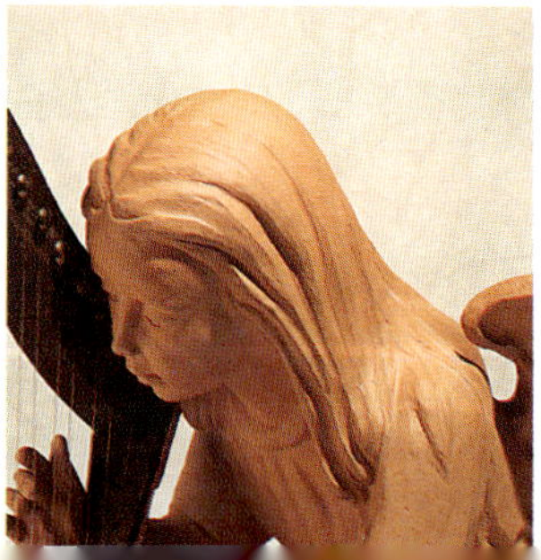

Der Harfenengel Steinbach 1978

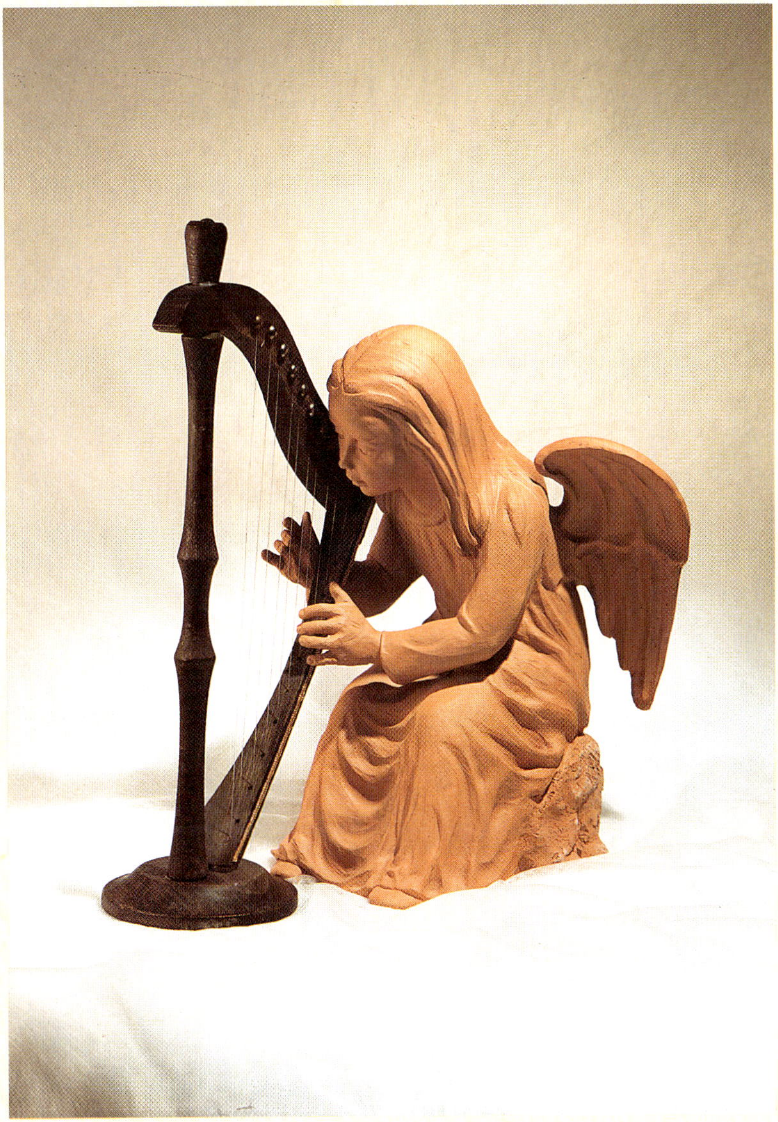

TAUB, BLIND UND STUMM

„Ein Gesunder kann es sich kaum vorstellen, wie ein Mensch leben mag, der weder sehen noch hören kann, daher auch zu sprechen nicht gelernt hat. Das Taubblindenwerk in Hannover hat es sich zur Aufgabe gemacht, diesen Menschen zu helfen. Des Blinden Auge sind seine Hände. Und da geschah es eines Tages, daß der blinde Direktor jenes Werkes meine Plastik ‚Bleib Sein Kind' behutsam forschend abtastete. Die Fingerspitzen folgten dem Umriß der Kinderfigur, die sich in Gottes Hand schmiegt. Und er begreift – er be-greift! –, daß eine solche plastische Figur jedem Blinden Trost spenden kann. Er bat mich, ihm zu helfen. Ich tat es gerne:
Im Haus des Taubblindenwerkes in Hannover hängt das große Relief jetzt an der Wand, sehende Hände betasten es, er-fühlen, be-greifen, er-fassen, was Liebe tröstend ihnen sagt.
Bald kam die Bitte nach einem Vollmodell, damit man es replizieren könne. Dann saß ich wieder am Modelliertisch, diesmal sogar mit geschlossenen Augen! Nur nach dem Gefühl, nur nach dem, was ich mit meinen Fingern sehen konnte, formte ich den Ton. Ich mußte doch wissen, wie die Blinden es sehen, wollte mich hineinversetzen in Menschen, die ihre Augen in den Fingerspitzen haben. Ich formte zwei blinde Kinder, einen kleinen Jungen und ein Mädchen. Der Junge hat seine Hand in die des Mädchens gelegt. Und das Mädchen legte seine freie Hand in die große Hand, die sie beide schützend umschließt."

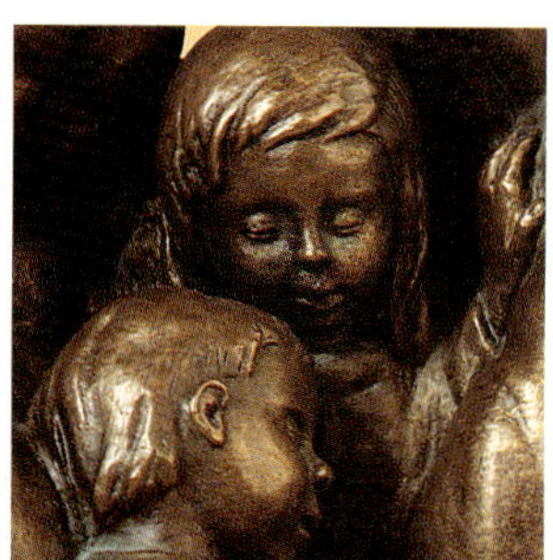

77

Die Taubblinden Marburg 1985

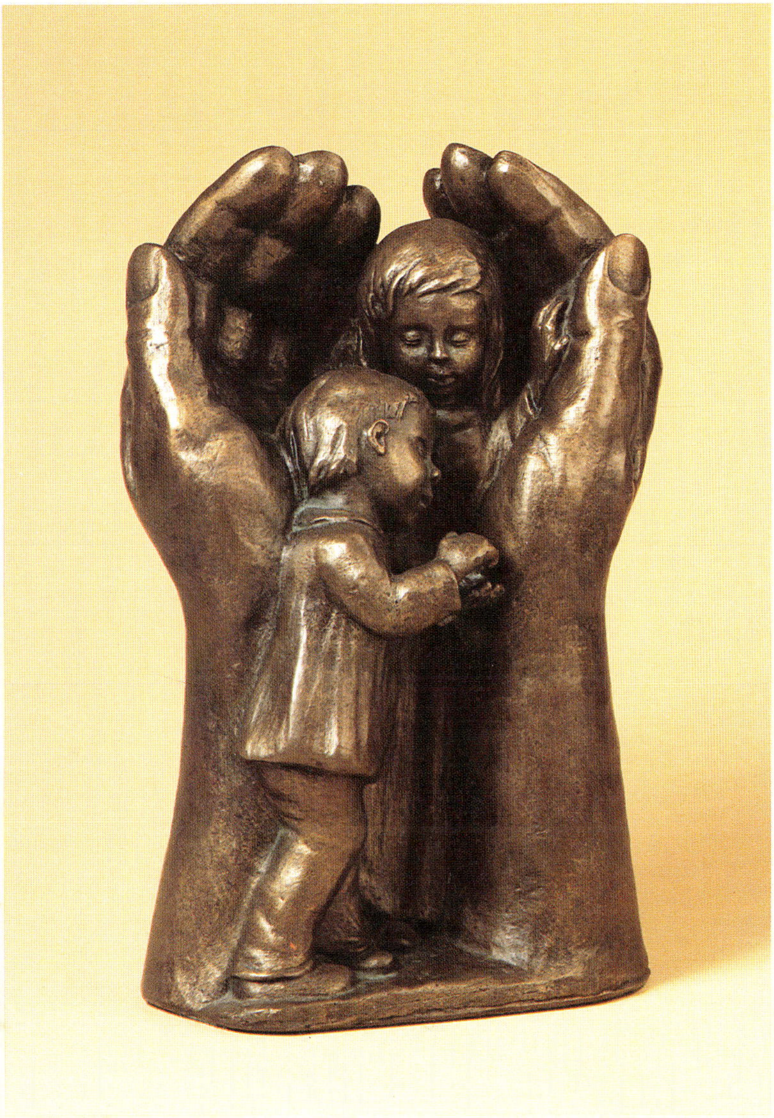

EINE KÜNSTLERIN?

„Warum ich modelliere? Es ist mir mehr als ein schönes Hobby, ich will verkündigen. Für mein Schaffen ist schon immer wichtig gewesen, was im 2. Mosebuch am Anfang des 31. Kapitels steht: Und der Herr redete mit Mose und sprach: ‚Siehe, ich habe mit Namen berufen Bezaleel. . . und habe ihn erfüllt mit dem Geist Gottes, mit Weisheit und Verstand und Erkenntnis und mit allerlei Geschicklichkeit. . ., kunstreich zu machen allerlei Werk'. Natürlich will ich mich nicht

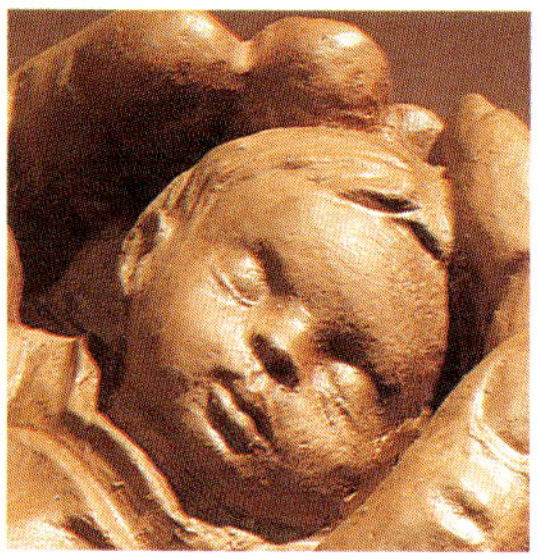

in der Kunstfertigkeit mit Bezaleel vergleichen, der die Geräte für die Stiftshütte herstellte. Da war er mir wahrscheinlich weit über, aber mir geht es um das, was auch jener Mann wollte: Mit allem, was ich kann, Gott zu loben und zu ehren. Ich tue das in erster Linie mit Kinderfiguren, weil ich an Kindern mein Hauptthema ‚Geborgenheit' am besten klarmachen kann. Ein Kind ist immer auf Hilfe angewiesen! Bleibt sie aus, ist es einsam und verloren. Und solche Kinder habe ich oft genug erlebt. Wir Erwachsenen tun so, als seien wir stark und selbstständig. Doch machen wir uns und den anderen da nicht etwas vor? Im Grunde sehnen wir uns doch – genau wie die Kinder – nach Liebe und Geborgenheit. Ob ich eine Künstlerin bin, mag ich selber nicht entscheiden, aber Geborgenheit in Gott will ich verkünden und die Liebe Jesu Christi. Mir geht es nicht um vollendete Kunst, ich will Hoffnung machen, Freude verkünden, mitten hinein in diese hoffnungslose Welt."

Immer geborgen Marburg 1985

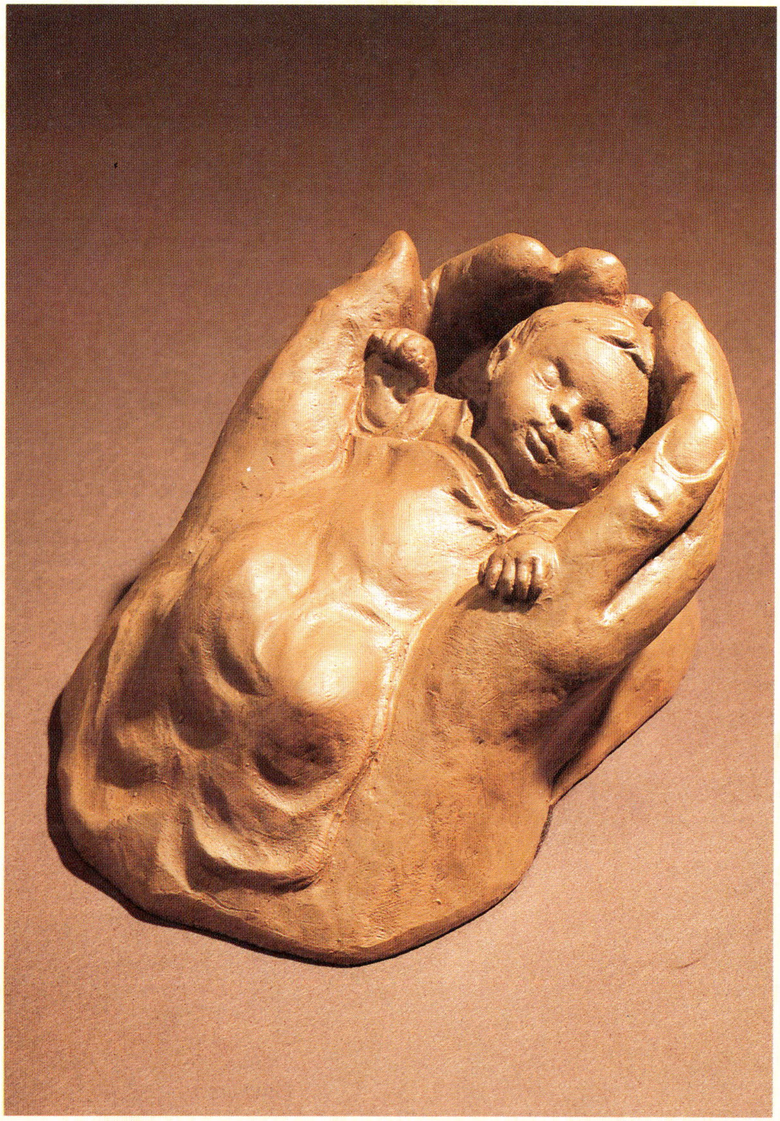

Bei Dir, Herr,
ist die Quelle
des Lebens.

Psalm 36, 10a

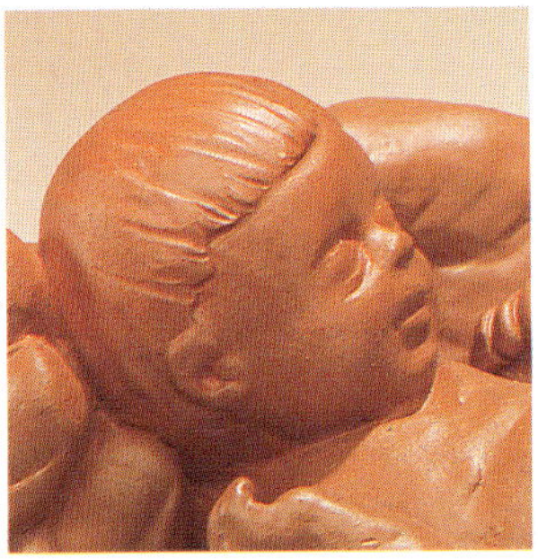

Quelle des Lebens Steinbach 1974

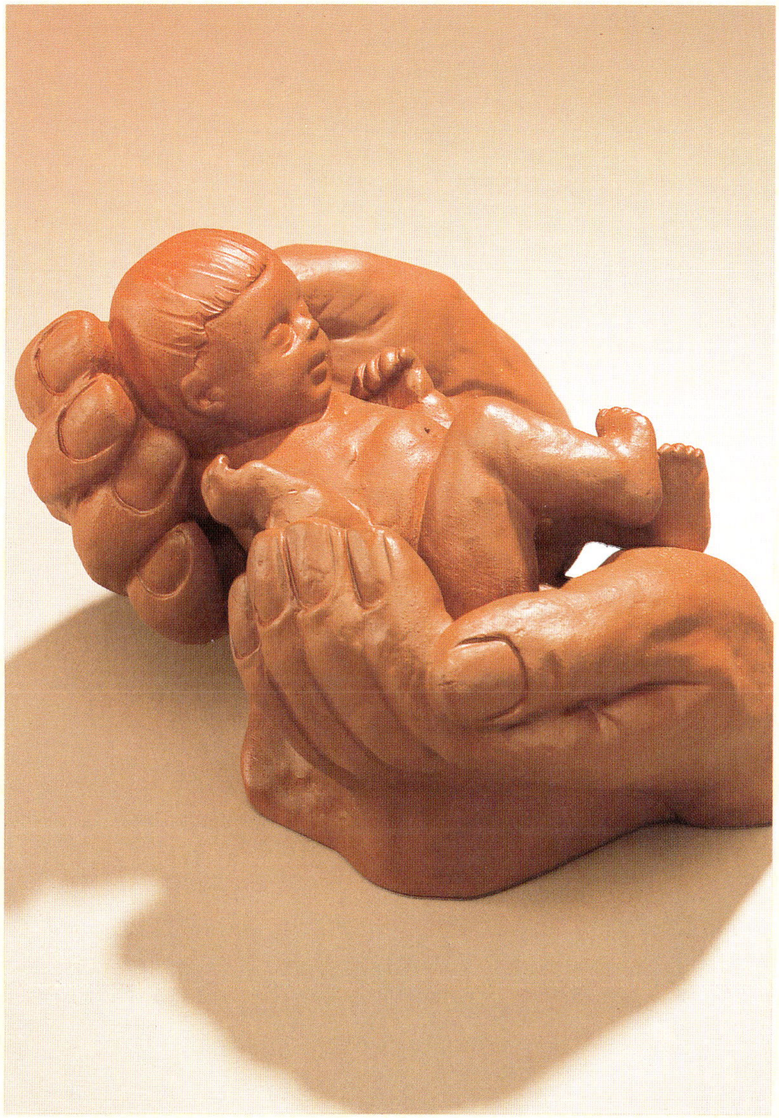

Bilderklärungen

Seite 11:	Dorothea Steigerwald als Kleinkind.
Seite 12/18:	Solche Bilder — in der Nachkriegszeit von Schwester Dorothea gemalt — verkaufte Schwester Adelheid in der Mutterhaus-Buchhandlung.
Seite 13:	Dorothea (links) 6 Jahre alt mit ihrer Schwester Adelheid (rechts) 5 Jahre alt.
Seite 14/15:	Schwester Dorothea als Krankenpflege-Schülerin in Koblenz während des 2. Weltkrieges.
Seite 17:	Schwester Dorothea im Jahre 1941.
Seite 21:	Schwester Dorothea vor dem Kindergarten „Sonnenschein" in Braubach, den sie von 1945 bis 1950 leitete.
Seite 22:	Kindergarten in Mülheim-Styrum 1950.
Seite 25:	Schwester Dorothea und ihr weltbekanntes Motiv „Bleib Sein Kind".
Seite 26:	Drei Buben aus der DDR freuen sich an einem Krippenkind von Schwester Dorothea.
Seite 27:	Im Alter wieder vereint: Schwester Dorothea Steigerwald (rechts) und Schwester Adelheid Steigerwald (links) in Marburg.

Fotonachweis

Foto Gralewitz, Hamminkeln:
Seite 35, 45, 57, 67, 69, 73, 75, 77.

Foto Kirtz, Duisburg:
Seite 31, 33, 37, 39, 41, 43, 47, 49, 51, 53, 55, 59, 61, 65, 79.

A. Siebert, Breckerfeld:
Seite 70, 71.

Privatbesitz Steigerwald, Marburg:
Seite 11, 12, 13, 14, 15, 17, 18, 21, 22, 25, 26, 27, 63.

ALFRED SALOMON

Bleib Sein Kind

Dorothea Steigerwald und ihr Werk.

Geb. Geschenkband, 23 × 25 cm, 96 S., 16 Farb- u. 20 s/w-Abb.
Bestell-Nr. 55621

Aus Berichten, Erinnerungen und alten Zeitungsausschnitten hat Alfred Salomon die bunte Fülle der Vergangenheit erweckt. Er verwendet dabei jene Stilmittel, die seine zahlreichen Bücher so spannend machen: Der Leser nimmt unmittelbar am Geschehen teil. Er wird zugleich in das Handeln Gottes hineingezogen und selbst in die Entscheidung gestellt.

Nur vordergründig handeln Menschen. Der wirkt, ist allemal Gott. Ihm zur Ehre will auch dieses Buch geschrieben sein.

ALFRED SALOMON

Weihnachten mit Dorothea Steigerwald

Geb. Geschenkband, 23 × 25 cm, 96 S., 15 Farb- und 19 s/w-Abb.
Bestell-Nr. 55650

Sonderausgabe mit Schallplatte
Schwester Dorothea liest die Weihnachtsgeschichte, der Schwesternchor singt bekannte Weihnachtslieder.
Bestell-Nr. 59700

„Schwester Dorothea und ich haben uns zusammengesetzt und überlegt — und wir kamen zu einem Ergebnis: sie wird eine Weihnachtskrippe gestalten und ich werde dazu Meditationen und besinnliche Geschichten schreiben. Damit jeder daheim ‚Weihnachten mit Dorothea Steigerwald' feiern kann. Mit? Jawohl, mit Schwester Dorotheas ‚trautem hochheiligen Paar', mit den Hirten und den Weisen. Und, nicht zu vergessen, mit dem Gottessohn, der in jener Nacht in unsere dunkle Welt kam."

Alfred Salomon

IRMELA HOFMANN

Wenn Ihr betet

Gedanken zum Vaterunser

Geb. Geschenkband, 21 × 21,5 cm, 60 S., zahlreiche Abbildungen.
Bestell-Nr. 55662

**Das älteste Gebet der Christenheit
kommt dem Leser in ungewohnter Weise nahe.**

Heute ist das Vaterunser zu einer Art Allerweltsgebet geworden. In den frühen Jahrhunderten der Christenheit war es kein „Gebet für Jedermann". Es herrschte scheue Ehrfurcht vor diesem Gebet, das der Herr seine Jünger selbst gelehrt hatte; mit dem er ihre Gedanken aus dem engen Raum der eigenen Wünsche und Sorgen herauslöste, um sie auf die großen Geheimnisse Gottes auszurichten. Viele Christen fragen sich heute: Wie sollen wir beten? Es fällt uns schwer, im unruhigen Alltag zur Ruhe zu kommen. Wir sind an Zerstreuung gewöhnt und finden nur mühsam einen Weg zur inneren Sammlung. Diese Gedanken zum Vaterunser öffnen durch die Verbindung von Bild und Wort Herz und Sinne für die Welt Gottes. Die sieben Bitten des Vaterunser werden zu Wegbegleitern in die Stille, aus der das Gespräch des Herzens mit Gott wächst, das Beten, mit dem jede Erneuerung der Kirche ihren Anfang nimmt.

Irmela Hofmann, geb. 1924, bekannt durch ihre Ehe- und Seelsorgebücher, lebt mit ihrer Familie in der evangelischen Lebensgemeinschaft, der Offensive Junger Christen.